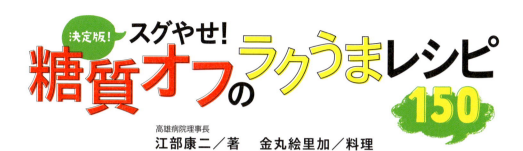

決定版！ スグやせ！
糖質オフのラクうまレシピ150

高雄病院理事長
江部康二／著　金丸絵里加／料理

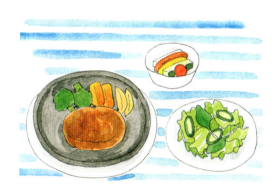

ナツメ社

もう挫折しない！

無理せず、続けられる！
糖質オフレシピの決定版！

　「糖質制限食」が日本中を席巻しています。過去に流行してきた多くのダイエットとは明らかに違います。ダイエットブームは、たいていは1〜2ヶ月、長くても半年で終わるのですが、糖質制限食の実践者は若年層から企業のエグゼクティブ層まで広く及び、関連市場は3000億円を軽く突破しています。2005年に私が初めて「主食を抜けば糖尿病は良くなる！」を刊行してから、どんどん普及していき、今では飲食・食品業界の垣根を越えて、さまざまな産業のビジネスモデルまで揺るがし始めています。本書は糖質制限食レシピの決定版です。簡単レシピ、作りおきレシピ、レンチンレシピなど、さまざまな糖質制限レシピが満載です。おすすめの献立例など「知りたい情報」も載せてあります。これから糖質制限を始めたい人だけでなく、挫折したけれど再開したい人にもおおいに役立つと思います。「糖質オフ」でやせる理由や、実践のポイントを説明し、ボリューム満点で満足度の高いレシピを採用しました。電子レンジで作れるスグできレシピ、市販食品を活用したレシピ、野菜もたっぷりとれる鍋料理・煮込み・スープレシピも盛り込みました。さまざまな食材、市販食品の糖質量を掲載し、QRコードを付け、外出先でもスマホで簡単に確認できるようにしてあります。このようにとても使いやすくて内容豊富なレシピ集ですので、皆様のおいしく楽しい糖質制限ライフのお役に立てれば幸いです。

2018年6月吉日　江部康二

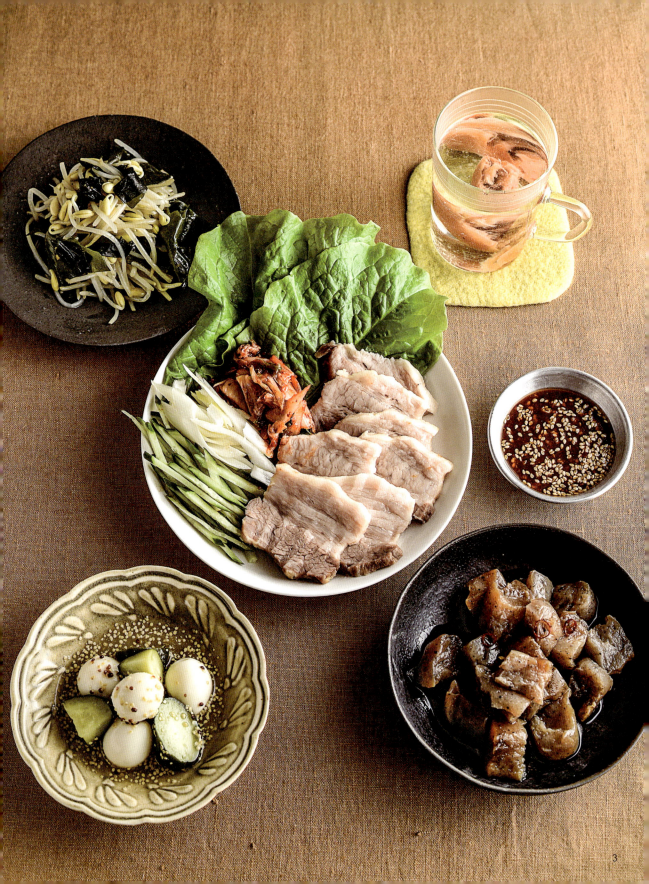

CONTENTS

●…ウルトラ糖質オフ！（糖質 2 g未満）
●…きちんと糖質オフ！（糖質 2 g以上 7 g未満）
●…ゆる糖質オフ！（糖質 7 g以上）

この本の特長と決まり…8

Part 1

糖質オフはなぜやせる？
基本をおさらいしましょう

糖質オフで無理なくやせる理由…10
糖質オフって何？…11
糖質 多 で太るメカニズム…12
糖質 オフ でやせるメカニズム…13
糖質オフでもっといいこと…14
糖質の多い食材と少ない食材…16
献立例＆体験談…18

きちんと糖質オフ！でしっかり
やせたい人のスーパー糖質制限食…20

Case1 家で3食作って食べる場合
Case2 共働きで忙しく時間が限られている場合

ゆる糖質オフ！でマイペースで
やせたい人のスタンダード糖質制限食…24

Case1 奥さんに3食作ってもらう場合
Case2 子育てに追われて作る時間がない場合

現状キープ！でリバウンドしないための
プチ糖質制限食…28

Case1 夫婦で3食作って食べる場合
Case2 1人暮らしでキッチンが狭い場合

挫折しないための継続ポイント…32
市販のおやつを利用する…34
コンビニ＆外食の選び方
＆バランスのよい食べ方…36

COLUMN 糖質オフダイエットＱ＆Ａ
食事編…40

Part 2

おいしい！ボリューム満点！
毎日の 糖質オフおかず

ラクうま糖質オフ！の朝ごはん

❶ かじきまぐろのベーコン巻き＋ニース風サラダの献立…42
❷ ほうれん草のフラン＋カレースープの献立…43
❸ 豚ひき肉とオクラのキーマカレー＋目玉焼きの献立…44
❹ 豆腐の高菜煮＋きのこの梅かき玉スープの献立…45

メインおかずの食材のかしこい選び方…46

▶鶏肉のメインおかず

●チキンソテーのマスタードクリーム…50
バリエ ●ビネガーチキンソテー…51
●タンドリーチキン…52
バリエ ●タンドリーチキン炒め…53
●鶏もも肉とオクラのクミン炒め／
●鶏むね肉ときのこのクリームチーズ煮…54
●鶏もも肉のから揚げ、きゅうりおろしダレ／
●鶏手羽元とスナップえんどうの白ワインオリーブ煮…55

▶豚肉のメインおかず

●豚肉の梅なす巻き焼き…56
バリエ ●豚肉のしそチーズ巻き焼き…57
●豚肉と小松菜の塩昆布炒め／●豚肉のしょうが焼き…58
●豚しゃぶねぎ塩ダレ／●豚マヨキムチ炒め…59

▶牛肉のメインおかず

●アボカドペッパーレモンステーキ…60
バリエ ●和風ゆずこしょうステーキ…61
●牛切り落とし肉のカレークリーム煮／
●牛しゃぶのエスニックサラダ…62
●牛肉とたっぷりピーマンのごましょうゆ炒め／
●牛肉としらたきのトマトうま煮…63

▶ひき肉のメインおかず

●きのこチーズハンバーグ…64
バリエ ●刻みもやしの照り焼きハンバーグ…65

- ●豚ひき肉とオクラのキーマカレー風/
- ●アスパラシシカババブー…66
- ●ピーマンの肉詰め焼き/●なすのせシューマイ…67

▶ハム＆ソーセージのメインおかず
- ●ソーセージのザワークラウト/
- ●かぶとハムのカルパッチョ…68
- ●たけのことソーセージのペペロンチーノ/
- ●焼き野菜とハムのハーブ炒め…69

▶切り身のメインおかず
- ●鮭のムニエル タルタルソース…70
- バリエ ●鮭のムニエル レモンバターソース…71
- ●かじきまぐろのチーズカレー煮/
- ●ぶりの照り焼き、ピーマン添え…72
- ●たらの青のりチーズピカタ/
- ●アンチョビレモンアクアパッツァ…73

▶魚介のメインおかず
- ●ブロッコリーえびマヨ…74
- バリエ ●キムチえびマヨサラダ…75
- ●たことズッキーニのジェノベーゼ炒め/
- ●いかときくらげ、きゅうりのしょうが炒め…76
- ●もやしとツナのヤムウンセン風/
- ●えびのから揚げ…77

▶卵のメインおかず
- ●ミートオムレツ…78
- バリエ ●きのこのオムレツ ブルーチーズソース…79
- ●カレー風味のトルティージャ/●卵の明太子グラタン…80
- ●エスニック風にら玉/
- ●桜えびと刻みキャベツの卵焼き…81

▶大豆製品のメインおかず
- 具だくさん奴…82
- 冷や奴バリエ：●いぶり奴/●パクチー奴
- 温奴バリエ：●ごま豆乳温奴/●しらすとみぞれの和風温奴
- ●厚揚げとキャベツのごまみそ炒め/●豆腐の高菜煮…84
- ●お豆腐から揚げ/●鶏手羽中と大豆の煮物…85

サブおかずの食材のかしこい選び方…86

▶乳製品のサブおかず
- ●アンチョビブロッコリーのチーズ炒め…88
- バリエ ●もやしの塩辛チーズ炒め…89
- ●ゆずこしょうのコールスロー/
- ●クレソンとモッツァレラのおかずサラダ…90
- ●マッシュルームのミルクチーズ煮/
- ●長ねぎとベーコンのクリームグラタン…91

▶野菜のサブおかず
和え物
- ●彩り野菜の白和えなます…92
- ●大豆もやしとわかめのナムル/
- ●しらたきとじゃこ、きゅうりの酢の物…93
- ●アボカドとズッキーニの梅おかか和え/
- ●しらたきとにんじんのたらこ炒め和え…94
- ●ほうれん草とツナのごま和え/
- ●油揚げと白菜のさっと煮ピリ辛マヨ和え…95

サラダ
- ●ニース風サラダ…96
- ●ハムとオクラのコンソメゼリーサラダ/
- ●ブロッコリーとエリンギのシーザードレサラダ…97
- ●蒸し大豆と野菜のチョップドサラダ/
- ●海藻とレタスのカリカリじゃこサラダ…98
- ●もやしときゅうりの中華風サラダ/
- ●きのことベーコンの炒めサラダ…99

マリネ
- ●たことセロリのすだちマリネ…100
- ●鶏ささみと大根の梅しそマリネ/
- ●にんじんときくらげの炒めマリネ…101

ピクルス
- ●カリフラワーのカレーピクルス…102
- ●うずらの卵のピクルス/
- ●まいたけとエリンギのピクルス…103

COLUMN 糖質オフダイエットQ＆A
買い物・外食編…104

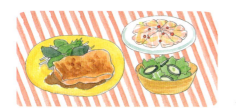

5

Part 3 スグでき！糖質オフの作りおき&時短レシピ

ラクうま糖質オフ！のお弁当
① アスパラシシカバブー＋コールスロー弁当…106
② 高野豆腐サンドイッチ＋鶏もも肉のクミン炒め弁当…107
③ 糖質ゼロ麺の担々ラーメン風＋
　フルーツヨーグルト弁当…108
④ ブランパンのチーズハンバーガー＋
　シーザードレサラダ弁当…109

糖質オフの作りおき＆レンチンおかずの基本…110

作りおき
[BEST 1] ●サラダチキン…112
　[アレンジ] ●エスニックバンバンジー／
　　　　　●トマトクリームシチュー…113
[BEST 2] ●塩豚…114
　[アレンジ] ●ポッサム／●塩豚ポトフ…115
[BEST 3] ●手作りツナ…116
　[アレンジ] ●ほうれん草とツナのフラン／
　　　　　●セロリとツナのおかず塩きんぴら…117
[BEST 4] ●フライパンローストビーフ…118
　[アレンジ] ●ローストビーフのベビーリーフサラダ／
　　　　　●ローストビーフのおろし和え…119
[BEST 5] ●塩そぼろ…120
　[アレンジ] ●青菜とえのきの塩そぼろ煮／
　　　　　●塩そぼろと刻みねぎの卵焼き…121

レンチン
[メインおかず]
●鮭とキャベツのレモンバターしょうゆ…122
●豚ともやしのプルコギ風／●かじきまぐろのベーコン巻き…123

[サブおかず]
●ズッキーニとくるみのクリームチーズ和え／
●キャベツの明太マヨ和え…124
●ピーマンともやしのザーサイ和え／
●セロリのエスニックマリネ…125
●きのこといんげんのしょうが煮／
●なすのベーコンレンジ蒸し…126
●青菜の中華炒め風／●ピリ辛こんにゃく…127

[COLUMN] 糖質オフダイエットQ＆A
　調理編…128

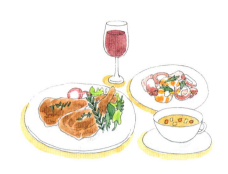

Part 4 1品で栄養バランス満点！糖質オフの鍋料理・煮込み・スープ

ラクうま糖質オフ！の夜ごはん
① 豚しゃぶねぎ塩ダレメインの野菜たっぷり献立…130
② 牛切り落とし肉のカレークリーム煮＋
　チョップドサラダの献立…131
③ お豆腐から揚げ＋ピリ辛マヨ和えの献立…132
④ おろしレモン鍋＋青菜の中華炒め風の献立…133

糖質オフダイエットに
鍋料理・煮込み・スープがいいワケ…134

[鍋料理]
●おろしレモン鍋…136
●まるごとトマト鍋…137
●豆乳ミルフィーユ鍋…138
●きのこと鶏肉の水炊き…139

[煮込み]
●ミートボールのトマトクリーム煮…140
●焼きかぶとベーコンのしょうがクリーム煮…141
●和風ロールキャベツ…142
●豚しゃぶと豆腐の卵とじ煮…143

[作りおきスープ]
●鶏手羽元とカリフラワーのしょうがスープ…144
●大豆もやしの担々スープ…145

【簡単スープ】
- ●きのこの梅かき玉スープ／
- ●たたきオクラののりみそ汁…146
- ●せん切りキャベツとハムのカレースープ／
- ●刻みにらと桜えびの中華スープ…147

COLUMN 糖質オフダイエットQ＆A
体調・症状別編…148

Part 5
お酒もガマンしない！糖質オフの超ラクおつまみレシピ

ラクうま糖質オフ！のおつまみ
① ポッサムメインの焼酎に合うおつまみ献立…150
② えびのから揚げメインの糖質ゼロの発泡酒に合うおつまみ献立…151
③ ステーキメインのハイボールに合うおつまみ献立…152
④ サーモンのミキュイメインのモヒートに合うおつまみ献立…153

糖質オフのアルコールとおつまみにおすすめの食材…154

生ハム＆サーモンのおつまみ
- ●クリームチーズとスプラウトの生ハム巻き…156
- ●スモークサーモンとアボカドのタルタル／
- ●生ハムとたくあん、納豆の塩にんにく和え…157
- ●サーモンのミキュイ／
- ●生ハムとかぶのブルーチーズサラダ…158
- ●高野豆腐のブルスケッタ・クリームチーズわさびサーモン／
- ●アボカドとサーモン、春菊のわさびマヨ和え…159

缶詰のおつまみ
- ●さば缶のエスニックサラダ…160
- ●豆腐とツナのチーズ焼き／
- ●コンビーフとセロリのガーリックソテー…161
- ●鮭缶リエットの野菜スティック添え／
- ●オイルサーディンのグリル…162
- ●ゴーヤチャンプルー／●かに缶ねぎ玉…163

チーズのおつまみ
- ●湯葉巻き揚げ…164
- ●チーズせんべい＆焼きチーズ／
- ●明太子のカマンベールチーズのり巻き…165
- ●アスパラときのこのゆかりチーズ和え／
- ●ゴーヤのおかかチーズ…166
- ●スナップえんどうのクリームチーズ和え／
- ●パルミジャーノクミンキャベツ…167

野菜のおつまみ
- ●砂肝と豆苗のこしょう炒め…168
- ●青菜のくたくた煮／
- ●焼きズッキーニのスパイスナッツ…169
- ●なすと枝豆のごま和え／●アンチョビきのこソテー…170
- ●揚げ野菜のチーズまぶし／●オクラとしめじのサブジ…171

さくいん…172

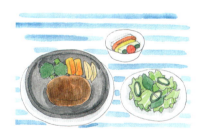

●この本の使い方
・材料は作りおきでないものは2人分、または作りやすい分量、作りおきは4人分を基本としています。
・計量単位は1カップ＝200ml、大さじ1＝15ml、小さじ1＝5ml、米1合＝180mlとしています。
・「少々」は小さじ1/6未満、「適量」はちょうどよい量を入れること、「適宜」は好みで必要であれば入れることを示します。
・電子レンジは600Wを基本としています。500Wの場合は加熱時間を1.2倍してください。
・和風だし汁はかつお節と昆布でとったものを使っています。

●糖質制限食を始める前の注意事項
・糖尿病の方で経口血糖降下剤の内服やインスリン注射をしておられる場合は、低血糖を起こす心配があるため、必ず医師と相談してください。
・診断基準を満たす膵炎がある場合、肝硬変の場合、そして長鎖脂肪酸代謝異常症は、糖質制限食の適応となりませんのでご注意ください。
・腎不全の方が糖質制限食を実施する際は、必ず医師に相談してください。

この本の特長と決まり

糖質オフダイエットを成功させるために、知りたい情報が満載の一冊です。この本の特長を押さえて、大いに活用しましょう。

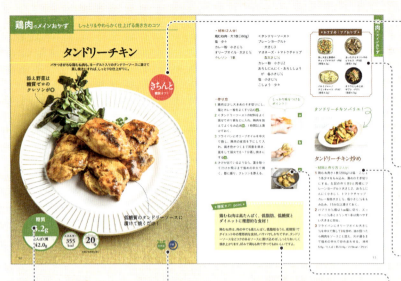

ひと目でわかる「ウルトラ糖質オフ!」「きちんと糖質オフ!」「ゆる糖質オフ!」マーク

糖質量2g未満のおかずに「ウルトラ糖質オフ!」、糖質量2g以上7g未満のおかずに「きちんと糖質オフ!」、糖質量7g以上のおかずに「ゆる糖質オフ!」マークを表示しています。

組み合わせるとバランスのよい低糖質おかずを紹介!

メインやサブおかずに、栄養、味のバランスがよい組み合わせ例を紹介しています。お好みでチョイスしてみましょう。

応用がきく!バリエレシピ

食材は一緒でも、組み合わせる野菜や調味料を変えるだけで、バリエーションが広がります。ちょっと目先を変えたいときに◎。

おいしく作るコツがわかる、調理プロセス

ダイエットのための低糖質おかずだからこそ、おいしく作るコツを要チェック。写真入りでポイントがわかりやすい!

栄養価は1人分、調理時間は目安です

本書のレシピの糖質、たんぱく質、エネルギー量は、1人分を基本としています。調理時間は目安にしましょう。

おすすめシーンアイコンつき

それぞれのレシピには、朝食向き、お弁当向き、夕食向きのマークをつけています。毎日の献立を作るときの参考にしましょう。

糖質オフポイントでやせる習慣を身につける!

それぞれのレシピに、糖質オフポイントを掲載。このポイントを理解することが、きれいにやせるダイエット成功の秘訣!

まとめて作っておくと便利な作りおきおかずも豊富に紹介!

素材別、テーマ別に、ササッと作れるおかずと、時短に便利な作りおきおかずを紹介しています。

わかりやすい冷蔵&冷凍マークつき!

作りおきおかずに関してはマークで表示。冷蔵&冷凍の保存期間も表示しています。

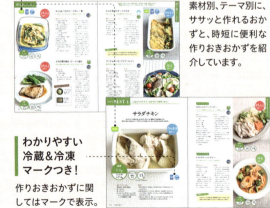

おつまみおかずには、おすすめ酒アイコンつき

低糖質の超簡単おつまみを紹介。それぞれのレシピには、おすすめ酒アイコンがついていてうれしい!

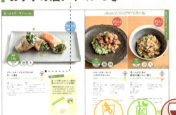

ハイボール　モヒート　ワイン　糖質ゼロの発泡酒　焼酎

疲れていてもすぐ作れる!レンチンおかずも紹介

何も作りたくないときでも簡単にできる「レンチンおかず」。メインおかずもサブおかずも豊富に紹介。

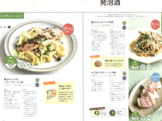

{ Part 1 }

糖質オフは なぜ やせる？
基本をおさらいしましょう

ダイエットの定番になりつつある「糖質オフ」。なんとなくはわかっているけれど、今一度、基本をおさらいしてみましょう。太るメカニズムとやせるメカニズム、糖化による老化を防ぐ効果なども理解して行うと、糖質オフダイエットも効果が出やすくなります。

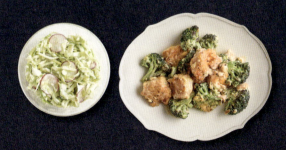

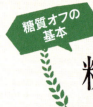

糖質オフの基本

糖質オフで無理なくやせる理由

面倒なカロリー制限なしに食べて、しかも新たな運動もしなくてOK。そんないいことずくめのダイエットが糖質オフです。そんなにラクして、どうしてやせられるのでしょうか？

理由1 消費カロリーが増えるからやせる！

食べたもののカロリーが運動などによって消費されないと、余ったカロリーは脂肪として蓄積されます。ところが糖質オフの食事をしていると、毎日の生活のなかで消費するカロリーが自然と多くなります。なぜそんな不思議なことが起こるのでしょうか。

人が生きていくのに欠かせないエネルギー源のひとつが「ブドウ糖」です。糖質オフの生活をしていると、食べ物由来のブドウ糖（血糖）が少量しか得られなくなります。そこで体はどうするかというと、なんと自分で作り出してしまうのです。肝臓でブドウ糖をつくり出すこの仕組みを「糖新生（とうしんせい）」といいます。糖新生には、かなりのエネルギーを必要とします。糖質オフの生活をしている人は、そうでない人に比べ、カロリーをよけいに消費することになるのです。だから、とくに運動を増やしたりしなくても、自然とやせていくのです。

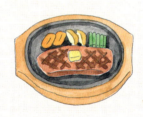
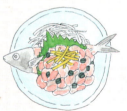

理由2 脂肪燃焼しやすい体になるからやせる！

糖質オフの食事をしている人は、必然的に、食べ物由来のブドウ糖を摂取することが少なくなります。そこで体は血糖を維持するために、糖新生を行うほか、体内の脂肪を積極的に燃やし、エネルギー源にします。

糖質の多い食事をしている人も、エネルギー源として多少は脂肪を使います。でも、普段からブドウ糖を優先的に使っているため、脂肪を燃やすことにあまり慣れていないのです。とくに食事中や食後しばらくは、まったく脂肪を燃やさなくなります。

それは、糖質をとると血糖値が上がり、肥満ホルモンのインスリンがたくさん出るから。そして、筋肉が利用した後に余った血糖が脂肪として蓄積されていくのです。

糖質オフでは、食事中も活発に脂肪を燃やします。また肥満ホルモンであるインスリンがあまり出ないので、血糖は脂肪に変わりません。このように、やせやすく太りにくい体の仕組みができあがっていきます。

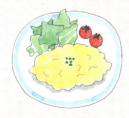
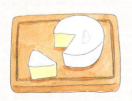

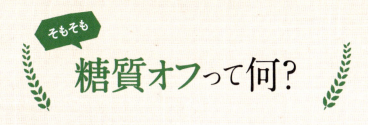

そもそも糖質オフって何？

主食となるごはんやパン、パスタや麺類、いもやかぼちゃ、甘い味のするものを避けるだけ！

　糖質といっても、砂糖やスイーツのことだけではありません。ごはん、パン、麺類など「主食」とされているものは全て糖質を多く含んでいます。例えば茶碗1杯のごはんには、約55gの糖質が含まれています。また、==一見ヘルシーそうに思える野菜にも、糖質が多く含まれているものがあるので要注意。いもやかぼちゃのほか、最近では品種改良で甘味を強くしたトマトなどもあります。==もちろん、甘いフルーツも糖質を多く含んでいます。つまり、甘い味がするものは糖質が多いのです。糖質オフでは、これらの食材を食事から減らしていきます。

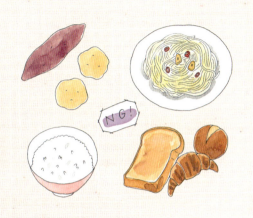

糖質制限食十か条

1	魚介、肉、豆腐、納豆、チーズなど、たんぱく質や脂質が主成分の食品はしっかり食べてもOK。	6	オリーブオイルや魚の脂（EPA、DHA）は積極的にとり、リノール酸（サラダ油など）は減らす。
2	穀物、いも、パン、麺類および菓子など、精製された糖質はできるだけとらないようにする。	7	マヨネーズやバターもとって大丈夫。ただし、マヨネーズには糖質が含まれているものもあるので、原材料をチェック。
3	主食をとるときは、できるだけ少量とする。	8	お酒は種類を選ぶこと。蒸留酒（焼酎、ウイスキーなど）と辛口のワインはOKだが、醸造酒（ビールや日本酒など）は控えて。
4	飲み物としては、甘いジュース類はもちろん、牛乳や果汁もNG。成分無調整の豆乳、水、お茶などを。	9	間食やおつまみはチーズやナッツ類を中心に。スナック菓子、ドライフルーツはNG。
5	糖質含有量の少ない野菜、海藻、きのこ類は食べてOK。果物はいちごなど、甘味の少ないものを少しだけに。	10	できるだけ化学合成の添加物が含まれていない食品を選ぶ。

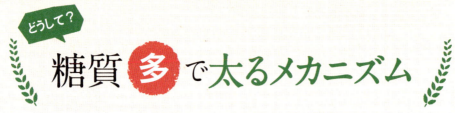

糖質 多 で太るメカニズム

どうして？

白いごはんのほうが、脂を含む肉よりヘルシーなイメージがあります。でも、実は太りやすいのはごはんのほう。糖質が多い食事で太ってしまうのはなぜなのでしょうか。

糖質を食べると肥満ホルモンが出て体に脂肪がたまる

糖質をとると、体の中でどんなことが起こるか説明しましょう。ごはんやパン、麺類、そしてスイーツなどの糖質が多い食べ物を食べると、体内で消化吸収されてブドウ糖にかわります。するとブドウ糖が血液の中にたくさん入って満杯状態に。これが、血糖値が上がった（高い）状態です。

そこで、すい臓から放出されるのがインスリンというホルモンです。これは、別名「肥満ホルモン」とも呼ばれます。もともとは、血中の大量のブドウ糖を筋肉などに取り込ませて、血糖値を下げるのがこのホルモンの役割です。なのに、なぜ肥満ホルモンと呼ばれてしまうのでしょうか。筋肉は、ブドウ糖を取り込んでエネルギーとして使い、グリコーゲンとして蓄えますが、実際には全てを使い切れず、ブドウ糖が余ってしまいます。その余ったブドウ糖が最終的には脂肪にかわり、蓄積されていくのです。

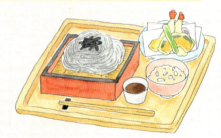

太るメカニズム

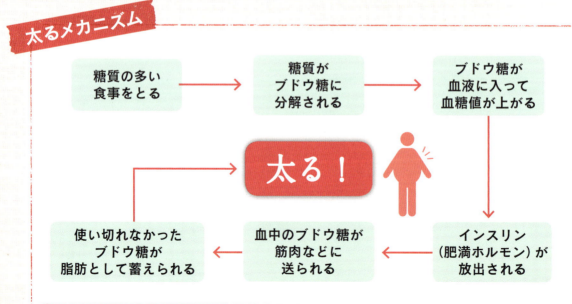

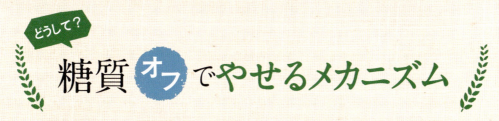

> どうして？

糖質オフでやせるメカニズム

糖質オフでは、食べるだけで新たな運動はしなくてOK。カロリーはしっかりとっているのに、どうしてやせるのでしょうか？　そのメカニズムを見ていきましょう。

糖質を控えると糖新生(とうしんせい)が起こって消費カロリーが増える

　糖質を少なくするだけでやせる秘密は、「糖新生」という仕組みにあります。私たちは何もせず寝ているだけでも、エネルギーを必要とします。そのエネルギーとは主に、ブドウ糖と脂肪酸の2種類。とくに赤血球が働くには、ブドウ糖が必要不可欠です。ここで、糖質を控えた食事をすると、どうなるでしょうか。

　穀類などを控える分、ブドウ糖の摂取源は野菜くらいになります。つまり、食事由来のブドウ糖が少なくなるため、体は肝臓でアミノ酸などから、ブドウ糖をつくるのです。これが糖新生です。重要なのが、この過程には脂肪を燃やしたエネルギーが使われるということです。そして、糖質をほとんどとらない体では、必要最低限のブドウ糖を得るために、24時間、糖新生が行われます。つまり、何もしなくても、体に蓄えられた脂肪がどんどん燃やされているわけです。これが、糖質オフでやせるメカニズムです。

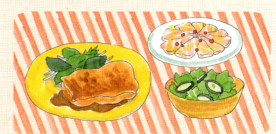

やせるメカニズム

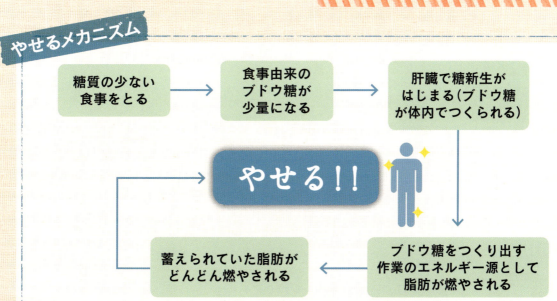

糖質の少ない食事をとる → 食事由来のブドウ糖が少量になる → 肝臓で糖新生がはじまる（ブドウ糖が体内でつくられる） → ブドウ糖をつくり出す作業のエネルギー源として脂肪が燃やされる → 蓄えられていた脂肪がどんどん燃やされる → やせる!!

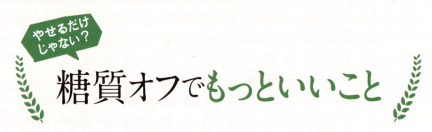

糖質オフでもっといいこと

やせるだけじゃない？

糖質オフは、無理なくやせるだけではありません。もっときれいに、健康的になれるメリットがたくさん詰まった食事法なのです。

たんぱく質と糖がくっつくと老化する！

糖質を食べすぎて血糖値が上がると、体を構成するたんぱく質が、「糖化」という反応によって劣化してしまうことがわかっています。たんぱく質が糖化して最終的にできるのが、AGEs（エージーイー）という物質。実はこのAGEsが、老化を進めてしまう原因なのです。骨にたまると骨粗しょう症になりやすく、肌にたまるとハリがなくなってシワができてしまいます。シミやくすみも、AGEsの影響だといわれています。またAGEsが血管壁にたまると血流が悪くなり、全身の老化を早めてしまいます。最終的には動脈硬化、心筋梗塞、脳梗塞などの深刻な病気にもつながるのです。

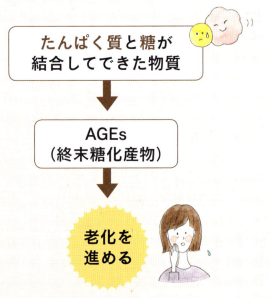

血糖値が高い時間が長いほど、老化を招く！

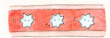

血管にたまる → **動脈硬化**

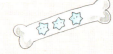

骨にたまる → **骨粗しょう症**

皮膚にたまる → **シワ、シミ**

　AGEsが体内にたくさんたまるほど、老化の促進や疾患のリスクは高くなっていきます。

　AGEsの蓄積量は「血糖値×持続期間」で決まります。血糖値が高ければ高いほど、そして高血糖の時間が長く続けば続くほど、AGEsがたくさんつくられ、体にたまっていきます。

　血糖値の基準は空腹時70〜109mg/dl、食後2時間で140mg/dl未満。しかし、糖尿病でない人でも、糖質を食べすぎると食後140〜180mg/dlまで上昇することもあります。3食お腹いっぱい糖質を食べていると、AGEsが次第にたまって、老化を招いてしまうのです。

糖質オフで
AGEsの蓄積を防いで
若さと健康をキープ！

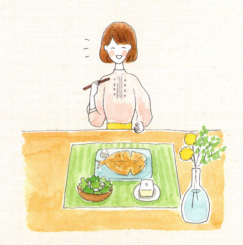

　1日3食、糖質の多いものを避けるストイックな糖質制限を行うと、糖尿病の人でも、食後血糖値を140mg/dl 未満に抑えることができます。ということは、AGEs が蓄積されず、合併症のリスクを減らせるのです。糖尿病でない人なら、この効果はもっと高まり、老化にもストップをかけることができます。もちろん、年齢を重ねれば年をとるのが自然なこと。永久に若くいられるわけではありません。しかし少なくとも、糖質のとりすぎによる不自然な老化や病気を予防できるのは間違いありません。

| 糖質オフの食事 | → | AGEs が蓄積されない | → | 老化防止 |

老けやすい食品

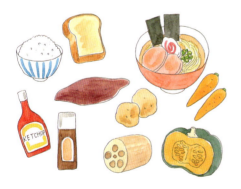

調味料や加工食品にも要注意

まず甘い味のするもの。それから、ごはん、パン、麺類など穀類で作られたものと、いも類です。また野菜でも、かぼちゃやれんこん、にんじんなどには糖質が多く含まれます。とくに気をつけたいのが調味料や缶詰などの加工食品。意外に砂糖がたくさん使われていることが多いのです。成分表をチェックして、糖質の低いものを選びましょう。

老けない食品

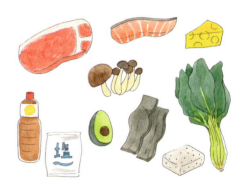

肉、魚、野菜を積極的にとって

肉や魚などのたんぱく質は積極的にとりましょう。チーズやバターなどの乳製品も糖質オフではとってOK。野菜、きのこ、海藻は基本的に大丈夫ですが、昆布だけは糖質が多いので注意を。こんにゃくはいも類のなかで唯一、アボカドは果物のなかで唯一、糖質をほぼ含まない食品です。調味料は、しょうゆや塩を基本に。みそも白みそでなければOKです。

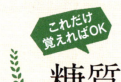

糖質の多い食材と少ない食材

これだけ覚えればOK

糖質オフダイエットを始めるときに、最初に把握しておきたい食材選び。
糖質の多い食材を避け、糖質の少ない食材を選んで食べるだけでOK。
見落としがちな、糖質が多い食品も要チェック！

糖質の多い食材と少ない食材を把握して

毎日の食事で、糖質の多い食品を控えていくのが糖質オフ。当然、どんな食材に糖質がたくさん含まれているかを知ることがとても重要になってきます。甘いもの＝糖質が多いというのは分かりやすいと思います。ただし甘くなくても、糖質が多く含まれているものはたくさんあります。まず、でんぷんを主成分とする、穀類やいも類。また野菜でも、かぼちゃ、れんこん、くわい、ゆりねといったでんぷんが多いものはとりすぎないようにしましょう。逆に糖質の少ない食品としては、肉や魚といった動物性たんぱく質、葉野菜、きのこ、海藻などもOKです。普通のダイエットでは厳禁のアルコールも、糖質オフではとってOK。ただし醸造酒でなく、蒸留酒を選びましょう。

OK!! — 糖質の少ない安心食材

- 牛肉、豚肉、鶏肉などの肉類
- ソーセージやハムなどの肉加工品
- 魚介類
- ツナなど魚の水煮、油漬け缶詰
- 卵、大豆
- 豆腐、無調製豆乳などの大豆製品
- 野菜（玉ねぎ、ごぼうは量に注意）
- ごま、くるみなどの種実類
- きのこ類
- 海藻（ただし昆布は大量に食べない）
- 油脂類
- こんにゃく
- アボカド

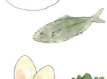
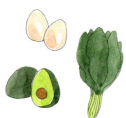

NG!! — 糖質の多い要注意食材

- 肉や魚介の味つけ缶詰
- かまぼこなどの練り物
- 牛乳
- 小豆、いんげん豆、調製豆乳（炒った大豆、きな粉は量に注意）
- かぼちゃ、れんこん、そら豆、くわい、とうもろこし、にんじん、ゆりね
- きのこや海藻の佃煮
- 米、小麦、そば、コーンフレーク、ビーフン
- いも類、片栗粉、春雨（じゃがいもや緑豆のでんぷん）
- 果物（甘味が少ないものなら量に注意すればOK）
- ドライフルーツ、フルーツジュース、ジャムなど
- 甘い菓子、スナック菓子、米菓子、清涼飲料水

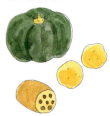

▶ 調味料は市販のソースやドレッシングなどは糖質が多いから要注意!!

見落としやすいのが、調味料に含まれている糖質です。市販のソースやドレッシングには、旨味を出すために砂糖を加えているものが多いのです。ケチャップ、ソースは甘味が強いことからもわかるように明らかにNG。また、麺つゆやポン酢しょうゆにも砂糖が使われています。ドレッシングやマヨネーズは、とくにノンオイル、カロリーオフのものは油脂を控えた分、糖質を加えているので注意しましょう。

OK!! 糖質の少ない調味料
- しょうゆ
- 塩
- みそ（白みそ以外）
- 酢
- マヨネーズ
- 香辛料

NG!! 糖質の多い調味料
- ウスターソース
- 中濃・とんかつソース
- 甘みそ（白みそ）
- コンソメ、顆粒風味調味料
- 酒かす
- オイスターソース
- ケチャップ
- チリソース
- カレーなどのルウ
- 焼き肉のタレ
- ポン酢しょうゆ
- 砂糖
- はちみつ
- みりん

▶ エリスリトールという糖アルコールを含む甘味料を

どうしても甘いものが食べたいという場合は、糖質ゼロのものを選びましょう。そうした食品は人工甘味料で甘味がつけられています。ただし、これらのなかには、大量にとると体に害を与えるとして、量が制限されているものがあります。唯一おすすめなのが、エリスリトールという天然由来の糖アルコール。血糖値を上げず、体にもやさしい甘味料です。

おすすめ！人工甘味料

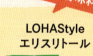

ラカントS — 羅漢果の抽出エキスと、エリスリトールを原材料とする甘味料。

LOHAStyle エリスリトール — エリスリトール100％の甘味料。

OK!! おすすめアルコール
- ウイスキー
- バーボン
- ブランデー
- ウォッカ
- 焼酎
- 辛口のワイン
- 糖質ゼロの発泡酒
- お茶や炭酸水のみで割ったチューハイ

NG!! 要注意アルコール
- ビール
- 日本酒
- 発泡酒
- ジュースで割ったチューハイ、カクテル
- アイスワインや貴腐ワインなどの甘口ワイン

▶ アルコールは蒸留酒はOK！醸造酒とカクテルはNG！

糖質オフでは、アルコールも種類を選べば飲んでも大丈夫。蒸留酒はOK、醸造酒はNG、この基本を覚えておきましょう。ただし、蒸留酒をベースにしてジュースなどで割ったチューハイ、カクテルは糖質を含むので避けて。炭酸水やお茶で割っているものはOKです。また、醸造酒のなかにも例外があり、辛口のワインと、発泡酒のなかで「糖質ゼロ」と表示してあるものならOKです。

目標別 献立例 & 体験談

糖質オフでダイエットをしたい!と思い立ったら、まずは目標と計画を立てましょう。
スーパーからプチまで3段階ある糖質オフを上手に取り入れて、目標達成を!

まずは自分の適正体重と適正エネルギーを把握しましょう

ダイエットをするとなったら、目標を立てて計画的に行うのが成功の秘訣です。そのためには、自分の適正体重を知っておきましょう。適正体重は右のBMIで割り出すことができます。なお、1日にどれぐらい食べればよいかをカロリー数で表したのが「適正エネルギー」です。適正エネルギーは性別、年齢、体格や、その人がどんな活動をしているか（身体活動量）によって異なります。ただ、おおまかには、以下の計算式で割り出すことができます。

エネルギー摂取量（kcal）
＝標準体重（kg）×身体活動量（kcal）

やや低い（デスクワーク中心、主婦など）＝25〜30kcal
適度（立ち仕事が中心）＝30〜35kcal
高い（力仕事が中心）＝35kcal〜

BMI（ボディマスインデックス）の出し方

日本で一番、病気にかかる率が低いのが、BMI数値が22の体型です。太りすぎでもやせすぎでもない理想の体型とされています。

$$\frac{体重（kg）}{身長（m）^2}$$

結果

BMI 25以上 ──→ 肥満気味
BMI 18.5〜25未満 → 標準
BMI 18.5未満 ──→ やせ気味

BMIが25以上の人は…
きちんと糖質オフ!でしっかりやせる!
（スーパー糖質制限食）

しっかり糖質制限でやせやすい体質に
BMIが25以上になると、生活習慣病にかかる可能性がぐっと高まってきます。やせやすい体質になるために、スーパー糖質制限でスイッチを切り替えることが大切。

BMIが18.5〜25未満の人は…
きちんと×ゆる糖質オフでゆるやかにやせる!（スタンダード糖質制限食）

適度な糖質オフでスッキリ体型に
健康の上では問題ない数値ですが、もう少し見た目をスッキリしたい、という場合には、糖質オフを適度に取り入れて、ゆるやかにダイエットを。

BMIが18.5未満の人は…
ゆる糖質オフで現状の
体重をキープ（プチ糖質制限食）

ゆる糖質オフでスタイルと健康をキープ
これ以上やせないようにすることが大切。そこで、ゆるやかな糖質オフを取り入れましょう。バランスのよい食生活で、若々しいスタイルと、健康をキープできます。

糖質オフのやり方 1

主食を抜く

「主食」というぐらいですから、1日でとる糖質量のうち、多くなってしまいがちなのが、ごはんやパン、麺などの炭水化物です。そこで1日3食のなかで主食をとる回数を減らすのが、糖質オフのやり方としてもっとも効率的です。スタンダードやプチの場合は、夕食で主食を抜くのがよいでしょう。夕食をとったらあとは寝るだけなので、ここで糖質をとるとエネルギーが余り、太るもとになってしまいます。

▶ 主食はいつ抜く？

種類	朝食	昼食	夕食
スーパー	なし	なし	なし
スタンダード	なし	あり	なし
プチ	あり	あり	なし

糖質オフのやり方 2

1日の糖質量で調整する

スーパー糖質制限食では、1日3食とすると、1食あたりの適正な糖質量は10～20g。主食を抜いて、さらに調味料や野菜の糖質にも相当気をつける必要があります。この食事を3食のうち何回取り入れるかで、コントロールしてもかまいません。スーパーでは3食全て、スタンダードでは2食、プチでは1食だけという具合です。いちいち計算するのが面倒ですが、本書のレシピには、全てに糖質量を載せているので参考にするといいでしょう。

▶ 1食の糖質量はどうする？

種類	朝食	昼食	夕食	1日の摂取量
スーパー	10～20g	10～20g	10～20g	30～60g
スタンダード	10～20g	40～50g	10～20g	60～90g
プチ	40～50g	40～50g	10～20g	90～120g

COLUMN

糖質制限の度合いに
メリハリをつけると長続きしやすい

糖質オフは、食事そのものはガマンしなくてよいので続けやすいダイエットですが、ときには糖質制限の程度をゆるめることで、さらに続けやすくなります。例えば平日はスーパー、休日はプチという具合に、メリハリをつけるといいでしょう。ごほうび的なものがあったほうが、続けやすく、効果も出やすいため、ダイエットを成功に導くことができます。

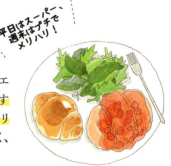

平日はスーパー、週末はプチでメリハリ！

きちんと糖質オフ！ でしっかりやせたい人の
スーパー糖質制限食
やせる献立&体験談

主食3回抜き&
1日の糖質量
30〜60g

糖質オフの食事といわれても、よくわからない…という人も多いはず。まずは、しっかりやせたい人向けの献立例をご紹介します。生活パターンに合わせたポイントを押さえましょう。

Case1 家で3食作って食べる場合

子どもと夫の食事に合わせてモリモリ食べていたら、結婚当初から比べて10kg増！ 家族と一緒においしく食べられる糖質オフの献立が知りたい！
＜40歳　専業主婦　M.Hさん＞

朝　ミートオムレツをメインにしたボリューム献立は主食がなくても大満足！

トーストなどの主食がない分、ひき肉たっぷりのミートオムレツで満足度アップ。添え野菜もベビーリーフなら、ほぼ糖質ゼロだから安心です。また、炒めるだけのチーズ炒めやどっさりキャベツのカレースープも簡単に作れるので、一緒に添えましょう。カロリー制限と違い、たっぷりの量を食べることができるのがうれしいところ。そして、これだけ食べても糖質はたったの7.4g！ 野菜たっぷりなので、食物繊維も不足することなく、便秘解消にも効果的です。

メニュー名
- ミートオムレツ→ P78
- アンチョビブロッコリーのチーズ炒め→ P88
- せん切りキャベツとハムのカレースープ→ P147

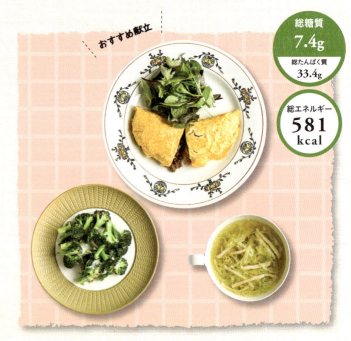

おすすめ献立

総糖質 **7.4g**
総たんぱく質 33.4g
総エネルギー **581kcal**

体験談
- 家族にはこの献立にトーストと牛乳、フルーツをプラスしました。ボリュームもあって子どもたちも喜んでいました。
- 私はこの献立のみでしたが、かなりのボリューム感で大満足でした。

昼 家族のお弁当のおかずと自分のランチを共通に。温奴はごはんの代わりに

家族のお弁当作りとは別に、自分のランチを用意するのは面倒なことも。つい丼やパンなどで済ませてしまいがちですが、家族のお弁当作りと一緒に、自分のランチの用意もしてみましょう。糖質オフのおかずは、どれもボリュームがあり、しっかり味なのでお弁当向き。夫や子どものお弁当のおかずを糖質オフメニューにして、それを自分用のランチのおかずにもするのがおすすめです。主食の代わりに、豆腐を使った温奴を添えると、腹持ちがよくなります。

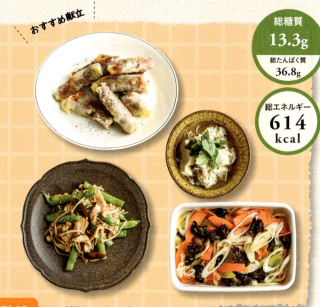

おすすめ献立

総糖質 **13.3g**
総たんぱく質 36.8g
総エネルギー **614 kcal**

メニュー名
- 豚肉のしそチーズ巻き焼き→ P57
- きのこといんげんのしょうが煮→ P126
- にんじんときくらげの炒めマリネ→ P101
- しらすとみぞれの和風温奴→ P82

体験談
- 豚肉のしそチーズ巻き焼きは、巻くだけなので、多めに作って家族のお弁当と自分のランチにできました。温奴はごはん代わりに。
- マリネは前の日にたっぷり作ったものを少量だけ。レンチンでできるしょうが煮は、手軽でおいしかったです。

夜 家族みんなで囲める鍋料理なら、ワイワイ、ノンストレスで楽しめる！

家族と一緒の夕食で、糖質オフできるのが一番。野菜と厚揚げなどのボリューム満点の豆乳鍋をメインに、いかのしょうが炒めやピリ辛こんにゃくなどの箸休めを添えて。おつまみとしてもおいしいのでお酒の肴にもなり、噛み応えがあるので満腹中枢を刺激します。鍋料理のシメには、家族用にうどんを入れても。糖質オフダイエット中に高糖質なうどんはNGなので、自分用にはスープを小鍋に取り分け、糖質ゼロ麺を入れて豆乳うどん風を作りましょう。

おすすめ献立

総糖質 **12.1g**
総たんぱく質 36.7g
総エネルギー **469 kcal**

メニュー名
- 豆乳ミルフィーユ鍋→ P138
- いかときくらげ、きゅうりのしょうが炒め→ P76
- ピリ辛こんにゃく→ P127

体験談
- 厚揚げとベーコンの豆乳鍋が、思いのほか家族に大人気！厚揚げがボリュームがあるのですぐにお腹がいっぱいになりました。
- しょうが炒めやピリ辛こんにゃくも、噛み応えがあり、満足感があっておいしかったです。ハイボールにもよく合いました。

きちんと糖質オフ！

主食**3**回抜き&
1日の糖質量
30〜60g

Case2 共働きで忙しく時間が限られている場合

結婚してからも、ずっと共働きで、取引先との外食が多く、運動不足がたたって太り気味。とにかく忙しいから、作りおきやレンチン、簡単おかずでできる献立を知りたい！

＜36歳　OL　K.Mさん＞

朝　週末の作りおき&レンチンで満足できる朝ごはんを

毎日忙しいから、朝ごはんはトーストとコーヒーで済ませていたけれど、糖質オフダイエットをするなら、たんぱく質と野菜もしっかりとりたいもの。そんなときこそ、週末に作りおきするのがおすすめです。ソーセージのザワークラウトは、簡単にできるから、気がついたときにまとめて作っておくと便利。また、なすのサブおかずはレンチンで、きのこソテーは炒めるだけで、あっという間に朝ごはんの用意ができます。この献立なら、ブランパンを添えてもいいでしょう。

メニュー名
- ソーセージのザワークラウト→ P68
- なすのベーコンレンジ蒸し→ P126
- アンチョビきのこソテー→ P170

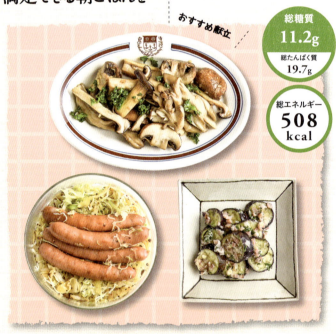

おすすめ献立

総糖質 **11.2g**
総たんぱく質 19.7g
総エネルギー **508kcal**

体験談

・作りおきのおかずも10分以内でできて簡単でした！朝ごはんだけでなく、おつまみにも合いそうなので、リピートしたいです！
・レンチンしている間に、さっと炒めるだけだから全部を10分で用意できました。旦那はこの献立にパンとコーヒーをプラスしました。

-MEMO-
どうしても小腹が空いてきたら？

糖質オフダイエット中は、小腹が空いてしまいがち。3食でどんなに糖質制限をがんばっても、高糖質のおやつを食べるのはNGです。ナッツやチーズがおすすめ。ほかにも、市販の糖質オフスイーツ（P35）も利用して。

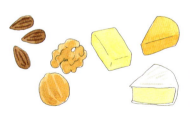

昼 作りおきがあれば、お弁当箱やスープジャーに詰めるだけで手軽！

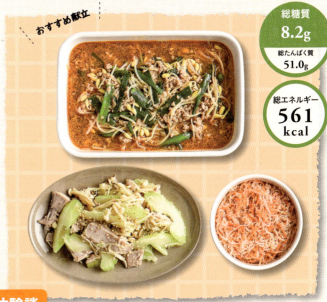

おすすめ献立

総糖質 **8.2g**
総たんぱく質 51.0g
総エネルギー **561kcal**

　忙しい共働きの夫婦なら、お弁当にも作りおきを上手に活用しましょう。週末にたっぷりの坦々スープと手作りツナ、しらたきとにんじんのたらこ炒めを作りおきしておきます。そうすれば、当日は手作りツナを大きめにほぐし、セロリを炒めてきんぴらを作る以外は、スープを温めるだけでOK！ 夫用にはおにぎりや麺を添えて、自分用には糖質ゼロ麺を入れて坦々麺風に！ このように市販の糖質オフ食材を使うことも、ダイエットが長続きする秘訣です。

メニュー名
大豆もやしの坦々スープ→ P145
セロリとツナのおかず塩きんぴら→ P117
しらたきとにんじんのたらこ炒め和え→ P94

体験談
・坦々スープは、温めてスープジャーに入れるだけ。糖質ゼロ麺と合わせたら、ラーメンを食べている気持ちになりました。
・手作りツナがあれば、炒めるだけで一品完成。それ以外は詰めるだけ。旦那にはこのおかずにチャーハンを詰めてあげました。

夜 糖質オフハイボールにちょっとしたおつまみがあれば夕食は満足！

おすすめ献立

総糖質 **6.0g**
総たんぱく質 19.2g
総エネルギー **418kcal**

　帰りが遅くなった日の夕食は、簡単なおつまみがベスト。できれば、寝る3時間前には食事は済ませたいところですが、それが難しい場合は、低糖質&低カロリーのおつまみなら食べてもよいでしょう。クリームチーズの生ハム巻きやパクチー奴はすぐに用意できますし、焼きズッキーニのスパイスナッツも炒めるだけだから簡単！ 蒸留酒のウイスキーを炭酸水で割った低糖質なハイボールなら、晩酌も安心です。

体験談
・夜遅くまで仕事だったので、このぐらいのボリュームのおつまみで十分でした。どれも簡単でおいしかったです。
・ハイボールは2杯までと決めたので、おつまみも食べすぎずに終わらせられました。

メニュー名
クリームチーズとスプラウトの生ハム巻き→ P156
焼きズッキーニのスパイスナッツ→ P169
パクチー奴→ P82

ゆる糖質オフ！ でマイペースでやせたい人の

スタンダード糖質制限食
やせる献立&体験談

主食**2回**抜き&
1日の糖質量
60〜90g

ごはんや麺類、パンなどがもともと大好きだった人におすすめなのが、ゆる糖質オフ。1食だけなら、ごはんや麺類、パンを食べてもOK。それ以外は糖質オフのおかずを組み合わせましょう。

Case1　奥さんに3食作ってもらう場合

営業職で外食や飲み会が多く、不規則な生活と食生活がたたり、最近お腹が出てきたような…。糖尿病予備軍といわれる前にゆっくりやせたい！
　　　　　　　　　　　　　　　　　　　　　　＜50歳　サラリーマン　Y.Mさん＞

朝　和風のあっさり煮物はボリューム満点で食べ応えあり！

朝ごはんといえば、山盛りの白米ごはんとみそ汁、おかずの組み合わせが定番でしたが、糖質オフでは、ごはんなしの献立に。物足りなくなる気もしますが、その分、たんぱく質たっぷりのボリュームおかずをメインにすれば、十分に満足できるはず。酢の物を添えて、味にアクセントをつけると飽きずにおいしく食べられます。また、中華スープなどの汁物を添えれば、満足感もアップするのでおすすめ。じゃこや桜えびを使って、ダイエット中に不足しがちなカルシウム補給を。

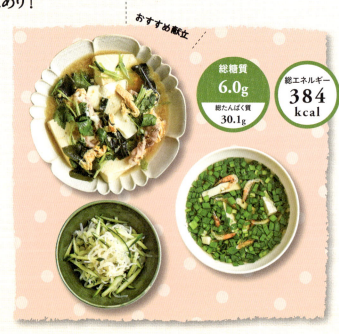

おすすめ献立
総糖質 **6.0g**
総たんぱく質 30.1g
総エネルギー **384 kcal**

メニュー名
豚しゃぶと豆腐の卵とじ煮→ P143
しらたきとじゃこ、きゅうりの酢の物→ P93
刻みにらと桜えびの中華スープ→ P147

体験談
・豚しゃぶと豆腐の卵とじは、思ったよりすごいボリューム！これなら、ごはんがなくてもお腹いっぱいになります。
・酢の物や中華スープの組み合わせも、味に変化が出て、全体にバランスがよく満足感がありました。

昼 こってりおかず入り玄米ごはん弁当で大満足！！

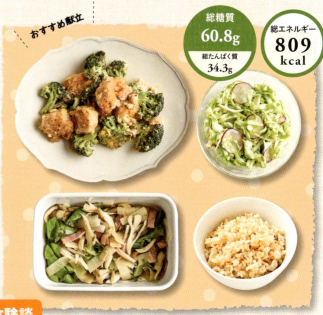

おすすめ献立

総糖質 **60.8g**
総たんぱく質 34.3g
総エネルギー **809 kcal**

　スタンダード糖質制限食は、3食のうち1食はごはんを食べてもOK。ただし、白米よりも玄米を選びましょう。玄米は噛み応えがあるうえ、血糖値の上昇が少しゆるやかです。そして、何よりうれしいのが、ブロッコリーのえびマヨのようなこってりおかずが食べられること。さらに野菜やきのこのサラダを添えれば、食物繊維もたっぷり。外食しがちな夫のために、これらをお弁当箱に詰め合わせてあげましょう。よく噛みながら食べることもポイントです。

メニュー名
- ブロッコリーえびマヨ→ P74
- ゆずこしょうのコールスロー→ P90
- きのことベーコンの炒めサラダ→ P99
- 玄米ごはん　150g

体験談
- 1日に1回だけ主食が食べられるのがうれしい！ごはんは白米よりも玄米を選んでいます。食べすぎないようによく噛むことを心がけています。
- えびマヨが食べられるなんて感激！野菜のおかずもバランスがよくて、こんなに食べてやせられるなら感激です！

おすすめ献立

総糖質 **8.1g**
総たんぱく質 62.6g
総エネルギー **856 kcal**

夜 肉料理をメインにサブおかずをバランスよく組み合わせて辛口赤ワインと一緒に

　ダイエットというと、脂肪の少ないヘルシーなものに偏りがちですが、やせるためには脂肪も大切な栄養素。糖質オフダイエットなら、鶏もも肉の皮もカリッと焼き上げ、生クリームと粒マスタードのソースをかけた濃厚チキンソテーも、たっぷり食べられます。また、こってりしたおかずには、さっぱり味のマリネやサラダを一緒に組み合わせると、味のバランスがよくなります。この献立には、ワインがよく合いますが、甘口はNG。辛口の赤ワインなら安心です。

体験談
- 生クリームたっぷりのチキンソテーは、こんなにたっぷり食べられて、糖質がたった4.9g！というのが驚き。安心して食べられました。
- モッツァレラチーズのサラダやすだちマリネはさっぱりとしているので、こってりとしたメインにはぴったりです。

メニュー名
- チキンソテーのマスタードクリーム→ P50
- クレソンとモッツァレラのおかずサラダ→ P90
- たことセロリのすだちマリネ→ P100
- 辛口赤ワイン

25

ゆる糖質オフ！

Case2 子育てに追われて作る時間がない場合

1歳と3歳の子どもの子育てに追われてしまい、自分のことが何もできない…。子どもの残りものばかり食べていたら、あっという間に3kg増。なるべくマイペースに落としたい！

＜33歳　専業主婦　N.Oさん＞

主食**2回**抜き＆
1日の糖質量
60〜90g

朝　トーストに合う糖質オフおかずもレンチンなら簡単！デザートも食べられてうれしい！

家事と子育てに忙しい毎日を送っていると、卵かけごはんやパンだけなど、つい簡単なものに手が伸びがち。また、主食ものは、すぐにお腹が空いてしまうので、できるだけ、たんぱく質と野菜もバランスよく食べたいものです。子どもたちと夫も一緒に食べられる、簡単なレンチンおかずをメインにしてみましょう。トースト1枚なら朝に食べてもOK。その代わり、昼と夜は糖質を抜きましょう。フルーツもいちごや柑橘類は低糖質なので、少しなら食べてもOKです。

メニュー名
- 鮭とキャベツのレモンバターしょうゆ→ P122
- ズッキーニとくるみのクリームチーズ和え→ P124
- トースト(6枚切り)1枚
- 牛乳(200ml)
- いちご 50g

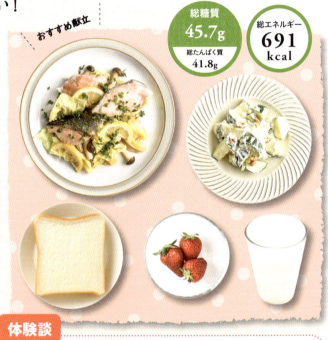

おすすめ献立

総糖質 **45.7g**
総たんぱく質 41.8g
総エネルギー **691 kcal**

体験談
・魚のおかずがレンチンだと、こんなに手軽にできるんだ！と感動しました。
・サブおかずもレンチンでできるので、トーストを焼きながらいろいろ作れて簡単でした。

-MEMO-

果物は選んで食べないと太ります

果物は、実は太りやすい食品。果物に含まれる果糖は、ごはんや麺などに含まれるブドウ糖より中性脂肪に変わりやすい特性を持っています。バナナや柿、ぶどうなどの糖度の高いものは避けて。水分の多いりんごやいちご、キウイなどを少量、生で食べるぐらいならOKです。アボカドは低糖質なので積極的に取り入れましょう。

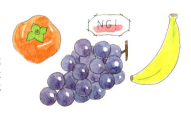

昼 作りおきを盛りつけるだけでボリューム満点！簡単ランチ

子育てで忙しいときこそ、自分のランチは簡単にしたいもの。作りおきの鶏肉炒めとチョップドサラダ、カレーピクルスがあれば、それをワンプレートに盛りつけるだけで、彩りがよく、栄養バランス満点のランチのできあがりです。この献立なら、夫の酒の肴にもぴったりなので、冷蔵庫に何もないときや疲れきって何も作りたくないときに便利！鶏肉はスパイスは使わず、シンプルな味つけで作っておくと、小さい子どものお弁当にも使えます。

メニュー名
- 鶏もも肉とオクラのクミン炒め→ P54
- 蒸し大豆と野菜のチョップドサラダ→ P98
- カリフラワーのカレーピクルス→ P102

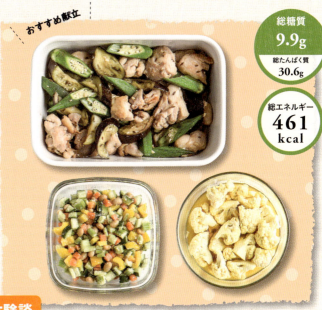

おすすめ献立

総糖質 9.9g
総たんぱく質 30.6g
総エネルギー 461 kcal

体験談
- ある程度、作りおきおかずを作っておくと、1人のランチの用意が断然ラクでした。
- 飲み物はハーブティーを合わせると、クミンのスパイスともよく合い、おいしかったです。

夜 塩豚をゆでてたっぷり野菜と一緒に糖質ゼロの発泡酒で満足！

高カロリーで敬遠されがちな豚バラ肉は、ほぼ糖質ゼロの食材。そこに塩をすり込んで冷蔵庫で寝かせるだけで、旨味がアップするから、作りおきしておくと便利です。そして、ゆでることで脂肪分が減り、よりヘルシーに。低糖質の葉物野菜でキムチなどを一緒に包んで食べれば、ビタミン、ミネラルも摂取できます。糖質ゼロの発泡酒に合わせるなら、それ以外にも、豆腐とツナのチーズ焼きや青菜のくたくた煮など、味にアクセントのあるメニューを組み合わせましょう。

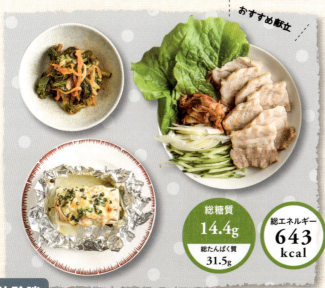

おすすめ献立

総糖質 14.4g
総たんぱく質 31.5g
総エネルギー 643 kcal

体験談
- 豚バラ肉に塩をすりこんでおくだけの塩豚をゆでるだけだから、本当にラク！そのうえ、おいしくて感動です！野菜とキムチと一緒にモリモリ食べました。
- 糖質オフだからか、かなりの満足感があります。豆腐とツナのチーズ焼きも、青菜のくたくた煮もボリューム、味ともに大満足でした。

メニュー名
- ポッサム→ P115
- 豆腐とツナのチーズ焼き→ P161
- 青菜のくたくた煮→ P169
- 糖質ゼロの発泡酒

現状キープ！でリバウンドしないための プチ糖質制限食 やせる献立&体験談

主食1回抜き＆1日の糖質量 **90〜120g**

スーパー糖質制限食やスタンダード糖質制限食で目標体重までやせた人など、今の体重をキープしたい人におすすめなのが「プチ糖質制限食」。主食を抜くのは1日1食だけなので簡単です。

Case1 夫婦で3食作って食べる場合

先日、5kgの減量に成功！ なるべくこの体重をキープしたいけど、どんなものを食べればいいのかわかりません。旦那が好きな洋食でも太らないコツが知りたい！　　＜28歳　OL　K.Cさん＞

朝 ロールパンは2個までOK。盛りだくさん洋風朝ごはん

目標体重を達成できたら、現状キープを心がけましょう。やせたからといって、気を抜いてしまうと糖質オーバーになりがちなので、食品糖質量ハンドブックなどで、確認しながら食べるようにしましょう。朝ごはんの料理を糖質オフメニューにすれば、ロールパンは2個までOK。もし、少し糖質高めのメニューを組み合わせるなら、ロールパンは1個にするなど、分量を調整するようにしましょう。血糖値が上がりにくくなるように、食べる順番も意識するといいでしょう。

メニュー名
- カレー風味のトルティージャ→ P80
- ブロッコリーとエリンギのシーザードレサラダ → P97
- コンビーフとセロリのガーリックソテー → P161
- ロールパン　2個

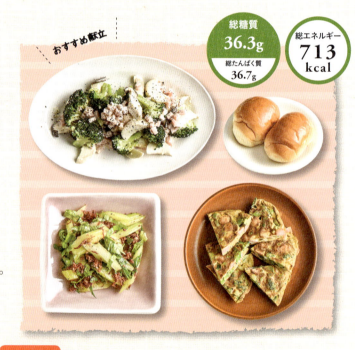

おすすめ献立

総糖質 **36.3g**
総たんぱく質 **36.7g**
総エネルギー **713 kcal**

体験談
・ロールパンを2個も食べられるなんて感動しています！ そのうえ、オムレツ、サラダ、ガーリックソテーとお腹がはちきれそう！
・食べるときは、ロールパンは最後に回しています。なるべく、サラダ→ソテー→卵→ロールパンの順で食べて太らないよう気をつけています。

昼 玄米ごはんにたっぷり牛肉のカレークリーム煮をかけるだけの洋風ランチ

総糖質 **60.3g**
総たんぱく質 33.6g
総エネルギー **789kcal**

おすすめ献立

ランチでもごはんが食べられるのがうれしいところ。外食の場合は、なるべくごはんが何gぐらいなのか確認することを忘れずに。150gぐらいなら食べてOKなので、半分以上は残すように心がけましょう。また、なるべく玄米や雑穀米などを選ぶこと。腹持ちをよくするだけでなく、血糖値の急激な上昇を防ぎます。生クリームたっぷりのカレークリーム煮は玄米にかけてもおいしい。ニース風サラダは、野菜やツナなど具材たっぷりで栄養バランスも◎です。

メニュー名
牛切り落とし肉のカレークリーム煮→ P62
ニース風サラダ→ P96
玄米ごはん　150g

体験談
・カレークリーム煮は、どっしりとした濃厚なおいしさ！玄米ごはんにかけて食べるのがお気に入りです。
・ニース風サラダは、これでもか！というほどの野菜が食べられておいしい！ドレッシングもさっぱりしておいしかったです！

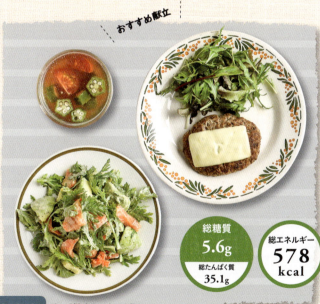

おすすめ献立

夜 夜だけは主食抜き！どっしりハンバーグで満足ディナーを

総糖質 **5.6g**
総たんぱく質 35.1g
総エネルギー **578kcal**

プチ糖質オフの基本は、夜だけ主食を抜くこと。そこは必ず守りましょう。また、ごはんを抜くから、ほかは何でも食べていいかといえば、答えはNO。おかずは糖質の低いものを選ぶこと。もし、糖質高めのおかずを食べるなら、朝と昼に食べる主食の量を少なくするなど工夫することも大切です。どちらにしても本書のおかずを作って食べれば、糖質オーバーになることはありません。野菜のレシピとバランスよく組み合わせることも大切なポイントです。

体験談
・いつものハンバーグだと太りそうな気がするけれど、きのこのハンバーグは旨味がすごいし、食物繊維がたっぷりなのがうれしいですね！
・ほかのサラダ類も食べ応えがあり、違う食感で飽きずにおいしく食べられました。

メニュー名
きのこチーズハンバーグ→ P64
アボカドとサーモン、春菊のわさびマヨ和え→ P159
ハムとオクラのコンソメゼリーサラダ→ P97
辛口赤ワイン

現状キープ！

主食1回抜き &
1日の糖質量
90〜120g

Case2 1人暮らしでキッチンが狭い場合

1人暮らしでキッチンが狭いので、ほとんど外食かコンビニ食に頼りっきり。これ以上太りたくないから、現状をキープできる、レンチンで簡単に作れるレシピが知りたい！

＜22歳　大学生　A.Mさん＞

朝　オーブントースター＆レンチンおかずで朝ごはんも簡単にバランスよく！

外食やコンビニ食は手軽ですが、自炊のほうが、味はもちろん、糖質量の管理もしやすく、経済的でおすすめです。電子レンジやオーブントースターを使って簡単に作りましょう。卵の明太子グラタンと、ピーマンともやしのザーサイ和えは、オーブントースターと電子レンジでの調理を並行しながら行い、その間にいぶり奴の準備をすれば、15分ぐらいで朝ごはんの完成！　玄米ごはんの量は150gが目安ですが、昼や夜に外食の予定があるときは、少し量を減らしましょう。

メニュー名
- 卵の明太子グラタン→ P80
- いぶり奴→ P82
- ピーマンともやしのザーサイ和え→ P125
- 玄米ごはん　150g

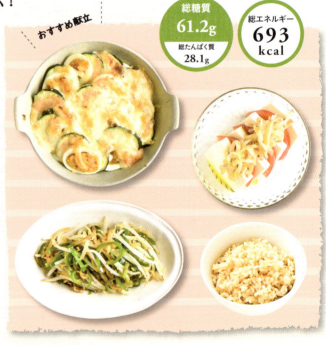

おすすめ献立

総糖質 **61.2g**
総たんぱく質 28.1g
総エネルギー **693 kcal**

体験談
- 卵の明太子グラタンは濃厚でおいしい！　ゆで卵は市販のものを使うと手軽でした。いぶり奴もたくあんで代用してみたら意外とおいしかったです。
- ピーマンともやしのザーサイ和えも、材料を合わせてチンするだけだから、忙しい朝にぴったりです。玄米ごはんにもよく合う野菜のおかずなので気に入ってます。

-MEMO-

きちんと＆ゆる糖質オフも1人暮らしならレンチンを利用して

1人暮らしのキッチンは狭いから、外食ばかりに偏っていませんか？　電子レンジとオーブントースターがあれば、糖質オフのおかずだって簡単！　また、ゆでるだけでできる作りおきおかずも、簡単だからまとめて作っておくと便利。いろいろな料理にアレンジして食べると、料理の幅が広がってダイエットが楽しくなりますよ。

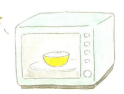

昼 サラダチキンを作ってアレンジするだけの簡単ランチ!

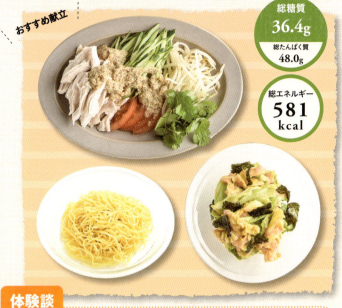

総糖質 **36.4g**
総たんぱく質 **48.0g**
総エネルギー **581 kcal**

糖質オフダイエットの定番おかずといえば「サラダチキン」。まとめて作っておくと、そのまま食べるだけでなく、さまざまな料理にアレンジできるからおすすめです。ランチには、きゅうりやもやし、トマトなどの低糖質の野菜と、サラダチキンをさいたもの、ゆで中華麺½玉を盛り合わせ、手作りのバンバンジーダレをかけるだけの、冷やし中華風の一品で大満足。サブおかずは、レンチンですぐできる、こってり味のキャベツの明太マヨ和えを添えましょう。

メニュー名
- エスニックバンバンジー → P113
- ゆで中華麺 ½玉（95g）
- キャベツの明太マヨ和え → P124

体験談
- サラダチキンを使って、バンバンジー麺にして食べました。麺は控えめに½玉でしたが、野菜がすごいボリュームで満足でした。
- キャベツの明太マヨ和えは、レンチンでできるから手軽です。おつまみにもおいしいメニューだと思いました。

夜 残りのサラダチキンをアレンジしてシチューに!上手に使い切って糖質オフ!

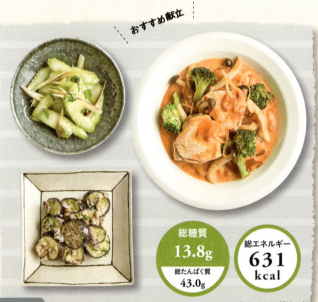

総糖質 **13.8g**
総たんぱく質 **43.0g**
総エネルギー **631 kcal**

夜はサラダチキンの残りを使って、トマトシチューを作ると時短でラク！あらかじめ火が通っているので、野菜に火が通ればできあがり！　ほかに組み合わせるサブおかずも、レンチンで作れるものにすれば、あっという間に3品完成！マリネなら、前日に作って冷蔵庫に保存しておくのもおすすめです。朝、昼ともに糖質量が多めなので、夜は主食を抜き、なるべく低糖質なメニューを組み合わせ、糖質ゼロのハイボールと一緒においしくいただくのがポイントです。

メニュー名
- トマトクリームシチュー → P113
- なすのベーコンレンジ蒸し → P126
- セロリのエスニックマリネ → P125
- 糖質ゼロのハイボール

体験談
- サラダチキンでシチュー？と最初は半信半疑でしたが、作ってみるとすぐにできるし、トマトの酸味がとてもおいしかったです。
- サブおかずは全てレンチンでできるのがラクでした。これなら、疲れた日でも続けて作れそうです。

31

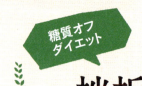

挫折しないための継続ポイント

糖質オフでNGなのが「ちょっとぐらいなら」という油断。意外に糖質を多くとってしまうのです。代替食品も利用して、しっかり糖質を減らしていきましょう。

ごはん・麺・パンの代わりに代替食品を利用する

　糖質オフでは、糖質を多く含む主食を、いかに減らしていくかが大きなポイントとなります。でも一方で、「ごはんやパン、麺類を食べられないなんて！」と、つらく感じる人も多いようです。このようにガマンしたりストレスをためるのも、ダイエットの失敗を招く要因に。

　そこで、主食の代わりになって、糖質も少ない代替食品を活用していきましょう。ここで紹介する代替食品は、満足感をプラスしてくれるだけでなく、栄養素や食物繊維も補ってくれます。

　また、代替食品には、さらにメリットがあります。糖質オフではどうしても、肉や魚を中心に食べるので、食費が高くなりがちです。これに対して代替食品は、かさがあってお腹がいっぱいになり、値段も安いものばかり。種類もいろいろなので、飽きる心配もありません。毎日の食事に上手に取り入れて、糖質オフダイエットを成功させましょう。

ごはん	パン	麺（パスタ）
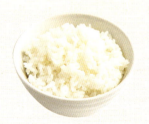	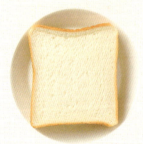	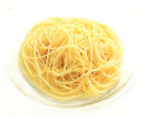
1膳＝150g	1枚（6枚切り）	1食分（235g）
糖質55.2g	糖質28.8g	糖質量71.2g

ごはん の代わりに…

たんぱく質や食物繊維の豊富な食品を、そのままごはん代わりにしたり、ごはんに混ぜてかさ増しを。噛み応えがあるので、満足感も十分。

糖質 2.4g

豆腐ごはん

フライパンに木綿豆腐200gを入れ、崩しながら炒って、水分を飛ばします。そぼろ状になったらできあがり。たんぱく質なので満足感が高いだけでなく、糖質がごはんの20分の1以下。

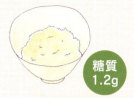

糖質 1.2g

おからごはん

おからは豆腐を作る際に出る、大豆の搾りかすで、糖質オフの強い味方。おから50gをフライパンでから炒りし、冷まして水分を飛ばします。だし汁適量で煮て味をしみ込ませたらできあがり。

糖質 0.2g

しらたきごはん

しらたきは糖質もカロリーもほぼゼロ。さらに水溶性食物繊維が豊富で、腸をきれいにするので便秘解消に◎。しらたき200gを細かく刻み、ゆでた後から炒りし、水分をしっかり飛ばしましょう。

パン の代わりに…

パンは糖質たっぷりで栄養をほとんど含んでいないので、糖質オフダイエットでは極力控えます。パン好きの人は代用パンを活用して。

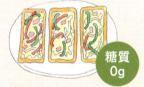

糖質 0g

油揚げをピザ生地に

油揚げは軽く炙るとサクサクになって、ピザ生地の代わりに。具材やチーズをのせ、トースターなどで加熱し、チーズが溶けたらできあがりです。焦げやすいので、様子を見ながら加熱して。

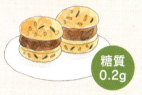

糖質 0.2g

がんもどきをバンズに

がんもどきを横に切って、間に具材を挟みます。バンズを使った場合に比べ、糖質量が半減。ボリュームたっぷりのハンバーガー風に。ただし、ソースやケチャップを使いすぎないよう注意。

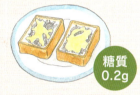

糖質 0.2g

厚揚げを食パンに

厚揚げを軽く炙って食パンの代わりに。油分があるので、バターを塗らなくてもOK。チーズやたらこ、じゃこなど、いろいろな具材をのせてトーストしたり、具材を挟んでホットサンド代わりに。

麺 の代わりに…

パスタやラーメン、うどん、そばなどは糖質のかたまり。糖質の低い食材におき換えましょう。ツルツルとした食感で、麺を食べている気分が味わえます。

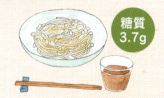

糖質 3.7g

えのきだけ

根元を切り落とし、細かくほぐしたえのきだけ100gをゆでて、そうめんのつゆでいただきます。糖質が低く、食物繊維も豊富。ささみや豚しゃぶ肉を加え、たんぱく質を補うとなおよいでしょう。

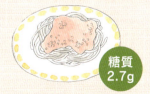

糖質 2.7g

大根をせん切りにして

せん切りにした大根100gに塩をふってしばらくおき、水けを絞ります。そのまま生で好みの具材やソースを和えて、パスタや汁なしそば代わりに。また塩もみをせず、スープに投入しても。

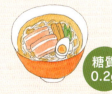

糖質 0.2g

しらたき、こんにゃく麺で

クセがなくいろいろな具材と相性がよいしらたきは、パスタ、ビーフン、ラーメンなど、さまざまな麺の代わりに。炒める場合はから炒りして、しっかり水けを飛ばすのがコツ。

＊糖質量は、本文に表示されるg数で計算しています。g数表示がないものは代替え食品の100gあたりの数値です。

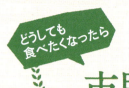

市販のおやつを利用する

糖質オフでは普通のダイエットと違い、間食もOKです。ただし、糖質の少ないものを厳選して。糖質オフのスイーツも出回っているので、活用しましょう。

最初の1週間はおやつはガマン。どうしても食べたくなったらナッツやチーズを間食に。

小腹が空いたらチョコなど甘いものを食べる…という人も多いでしょう。ただ、糖質オフに切り替えて最初の1週間は、脂肪の燃えやすい体質にスイッチするための期間。ここで糖質の多いおやつを食べてしまうと、切り替わりが遅くなってしまいます。甘いものを食べたくなっても、グッとガマンして。また、ダイエット成功後も、体型をキープするためには、甘いものを間食するのはNGです。どうしても何かを食べたいという場合は、糖質の低いナッツやチーズを。甘いものに頼らない食習慣をつくっていきましょう。

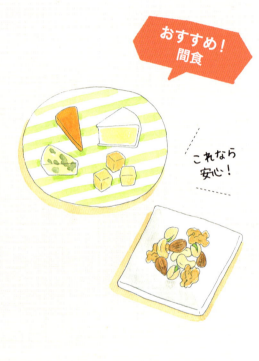

おすすめ！間食

これなら安心！

甘いものが食べたくなったら糖質のごく少ないスイーツを食べるようにして

それでも、ダイエット中にどうしても甘いものが食べたくなる人もいます。そんな場合は、ガマンする必要はありません。糖質が低いスイーツを食べるようにしましょう。今は「糖質ゼロ」などのスイーツも多く出回っています。これらは人工甘味料やエリスリトールで甘味がつけてあり、糖質量も低く抑えてあります。ダイエットは長続きすることが大切です。従って、糖質制限OKのスイーツを楽しみましょう。間食は、糖質量にして5g程度を1日に1〜2回くらいにしてください。

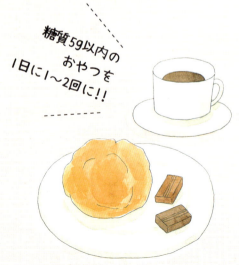

糖質5g以内のおやつを1日に1〜2回に！！

利用したい！糖質オフスイーツ

糖質オフシュークリーム＆エクレア

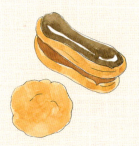

小麦粉を使ったシュー生地は、糖質が高くなってしまいます。生地に大豆粉などを使い、エリスリトールで甘味をつけたシュークリームやエクレアなら、糖質をしっかりオフしながら、スイーツを楽しめます。

糖質制限チョコレート

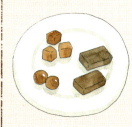

チョコレートの原材料であるカカオ自体には、糖質はそれほど含まれていません。チョコレートの糖質が高くなってしまうのは、砂糖を加えるから。砂糖の代わりにエリスリトールやステビアを使えば、糖質を非常に低く抑えることができます。

糖質制限アイス

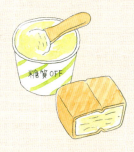

エリスリトールなどの甘味料を使ったアイスキャンディーやジェラートなら、糖質は5g以下。ただしだからといって、毎日食べるのはNG。「食べないと物足りない」と感じるのは、スイーツ中毒の証拠です。少量をごほうびとして食べるようにしましょう。

糖質制限ケーキ

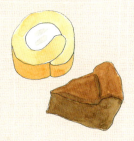

砂糖、小麦粉をたっぷり使ったケーキは、本来糖質オフダイエットでは厳禁の食べ物。糖質制限ケーキは大豆粉などで代用し、エリスリトールなどの甘味料で甘味をつけて糖質をカットしています。こちらも、食べすぎに注意して。

糖質制限和菓子

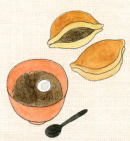

ヘルシーなイメージのあるまんじゅうやようかんなどの和菓子ですが、小麦粉や砂糖を使っているため、やはり糖質オフではNG。食べたくなったら、おからや大豆粉、ふすま粉などで代用し、甘味料で甘味をつけた糖質制限和菓子を。

糖質制限プリン＆ゼリー

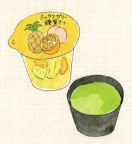

砂糖の代わりにエリスリトールなどの甘味料を使ったプリンやゼリーなら、1個あたりの糖質は5g以下。フルーツゼリーは、意外に果物の糖質が高いので要注意ですが、グレープフルーツやゆずなど、柑橘系のフルーツならOKです。

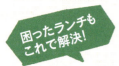

困ったランチも
これで解決!

コンビニ&外食の選び方
&バランスのよい食べ方

糖質オフをしていて困るのは、外食やコンビニなどでのメニュー選び。
でも、そんなときでもしっかり糖質オフできる方法があるのです。

外食編

できあいのお弁当や惣菜は、味をよくするためや
保存のために、砂糖がたくさん入っているものが多いので
要注意。原材料チェックが必須です。

栄養成分表示を必ずチェック!

　お弁当や惣菜などを選ぶときは必ず、パッケージに表示されている「原材料名」「栄養成分表」をチェックしましょう。最近はコンビニやスーパー、デパ地下いずれの商品にも、これらの情報がきちんと表示されるようになっています。まず原材料名を見ると、小麦粉や米、砂糖といった糖質が、多かれ少なかれ含まれているのがわかります。配合量が多い順に並べられているので、糖質が前のほうに表示されている=糖質が多い食品ということになります。そして注目したいのは、「栄養成分表」の「炭水化物」という項目。炭水化物とは糖質+食物繊維のこと。最近では、糖質と食物繊維の量を分けて表示している食品もあります。「100gあたり」あるいは「1袋あたり」などに含まれる糖質の量がわかります。その食品を食べることで、どのぐらいの糖質を口にすることになるのかをチェックしましょう。

▶原材料表示例

名称	冷凍コロッケ
原材料名	野菜（ばれいしょ・たまねぎ）・牛肉・砂糖・発酵調味料・小麦粉・マーガリン・しょうゆ・脱脂粉乳・食塩・香辛料・衣（パン粉・小麦粉・マーガリン・）・揚げ油（紅花油）・調味料（アミノ酸等）・香料
内容量	180g
賞味期限	枠外の裏面に記載してあります
保存方法	マイナス18℃以下で保存してください
製造者	SORA食品工業株式会社
	〒101-0051　東京都千代田区某1-1-1

▶栄養成分表示例

栄養成分表示	1食（60gあたり）
エネルギー	263kcal
たんぱく質	17.8g
脂質	7.9g
炭水化物	15.7g
糖質	10.0g
食物繊維	5.7g
食塩相当量	0.5g

コンビニで選んでOK!の食品 〔おすすめ〕

糖質やカロリーの高いものが多く、ダイエット中には利用しにくいコンビニ。
でも、きちんと選べば、糖質の低い食品で献立が揃います。

おでん
自分で選べるから、糖質オフに最適

レジ横にあるおでんコーナーで、糖質の少ない具材を選びましょう。こんにゃく、大根、牛すじ、卵、厚揚げなどがおすすめ。練り物は避けて。

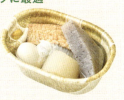

ゆで卵
何個でも食べてOK!

カロリーが高いので敬遠されがちですが、今はコレステロール値に影響しないことがわかっています。糖質が少なく栄養豊富なので、積極的に食べましょう。

焼き鳥、焼き魚
塩味を選んで糖質オフ

肉や魚は糖質の少ない食材。これらを焼いただけのシンプルなメニューは安心です。ただし、タレには砂糖が含まれているので「塩味」を選びましょう。

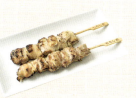

サラダ
食物繊維、ビタミンが豊富

トマトや根菜など糖質が高い野菜もありますが、大量に食べなければOK。ただしドレッシングには砂糖が使われているので、手作りするか、マヨネーズを。

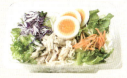

サラダチキン
糖質オフの強い味方

最近ではコンビニでも入手できるサラダチキン。糖質も少なく、低カロリーで高たんぱくの優秀食材です。そのままでも、好みの味つけをしても。

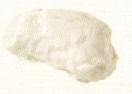

チーズ
小腹が空いたときにはコレ

ダイエットではNGなイメージがありますが、低糖質でたんぱく質がとれるので、糖質オフではおすすめの食品。小腹が空いたら、おやつ代わりに！

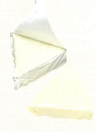

おつまみ類
よく噛んで食べる乾き物なら◎

さきいかやあたりめ、ビーフジャーキーなどの乾き物おつまみは、噛み応えがあって満足感が高いのでおすすめ。食べすぎは、塩分＆糖質のとりすぎに。

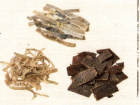

低糖質パン
ブランパンをはじめ、種類が豊富に

最近ではコンビニでも、低糖質商品を販売するところが多くなっています。パンやスイーツも、「低糖質」「糖質オフ」などの表示を目安に糖質量を確認して。

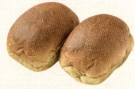

外食編

レストランのメニューはどうしても、糖質が多く含まれているものが多いので、よく選んで。定食などでなく、アラカルトを組み合わせるのがコツ。

【おすすめ1位】

ランチバイキング

好みの料理だけチョイスできるから使いやすい！
糖質が低いものなら、好きなだけ食べてOK

バイキングといえばホテルが思い浮かびますが、最近はレストランや居酒屋でもランチバイキングが増えています。ランチバイキングのメリットは、ごはんやパン、麺類などの炭水化物を抜いて、たんぱく質や食物繊維のおかずを、好きなだけ食べられること。普通の外食メニューよりお金がかかるのが難点ですが、糖質摂取を1日に60g程度にする「スーパー糖質オフ」の時期だけランチバイキングなど、計画的に利用するとよいでしょう。

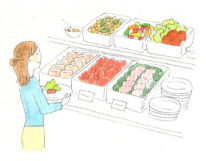

【おすすめ2位】

フレンチ、イタリアンなどの洋食

和食に比べ、味つけに砂糖を使うことが少ないから
「食べてOKか、NGか」がわかりやすい

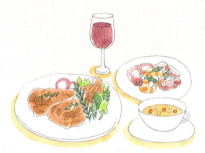

洋食のお店では、パンやパイ、デザート、パスタ、ピザを避ければ、あとはわりあい何でも食べられます。注意したいのは、グラタンやシチュー。ホワイトソースに小麦粉が含まれているので、糖質量が高めです。ハンバーグのつなぎに使われるパン粉は少量なのでセーフ。フライの衣に使われる小麦粉やパン粉は要注意。ケチャップやデミグラスソースは糖質が多いので、たっぷりかかっている場合はよけて食べて。スープではポタージュ類はNG。コンソメやチャウダーが◎。

【おすすめ3位】

ファミレス

ファミレスでは単品を中心にオーダー。
組み合わせでバリエーションをつけよう

和・洋・中が揃っていて、単品でもオーダーしやすいファミレスは、糖質オフではありがたい存在。肉や魚、サラダといった、糖質の少ないメニューを選ぶようにしましょう。メインを1品選んだら、ライスやパンはオーダーせず、サラダや副菜、おつまみなどを組み合わせます。また、肉料理のつけ合わせにも注意を。ポテト、コーン、にんじんのグラッセなど、糖質が高いものがつけ合わせてあったら、申し訳ないけれど残すようにしましょう。

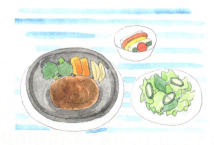

【おすすめ4位】

居酒屋
糖質オフダイエット中の救世主！
お酒もおつまみも選んで食べれば大丈夫

夜の外食でおすすめなのが居酒屋。==おつまみ、お酒の種類が豊富で、自分で選べるのがいいところ。==P155で解説しているお酒の種類に気をつければ、ガマンすることなく、楽しい時間を過ごすことができます。また、==おつまみを選ぶときに注意したいのが味つけ。照り焼きなどの甘めの味つけのものはなるべく避けるようにして、塩などのシンプルな味つけのものを選んで。==また、野菜から先に食べるなど、食べる順番を気をつけるのも大切です。

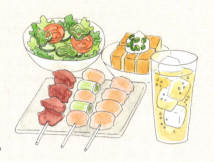

注意したい外食は？

要注意1位　中華料理
主食以外の、「隠れ糖質」メニューが多い！

中華は、糖質オフでは要注意の料理。チャーハンやラーメンなどは明らかに糖質たっぷりのメニューですが、そのほかにも、点心の皮、とろみづけの片栗粉など、見えないところに糖質が隠れています。

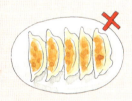

要注意2位　和食
味つけに必ず砂糖を使うので、糖質オフでは厳しい

和食では基本的に、風味をアップさせるために砂糖を使います。天ぷらのつゆ、野菜の煮物や魚の照り焼きなど、一見ヘルシーそうでも、糖質たっぷりで太りやすいメニューが多いので要注意です。

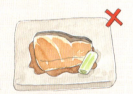

要注意3位　ファストフード
どうしても利用するならパンやバンズを避けて

手軽に食べられるファストフードですが、パンやバンズなどには糖質がたっぷり。バンズ、フィリング、ソースいずれも糖質でできている「グラタンコロッケバーガー」などはもってのほかです。

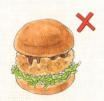

COLUMN

糖質オフダイエット Q&A
▶▶▶ 食事編 ◀◀◀

Q プチ糖質制限食のとき、玄米ごはんなら、少し多めに食べてもいいですか？

A プチ糖質制限食は、朝昼は主食ありですが、糖質量に配慮して、やや少なめにするのが適切です。糖質量が多いと血糖値が上昇し、追加分泌のインスリンが多く出て太りやすくなります。玄米は白米に比べて少し血糖値の上昇はゆるやかですが、含まれる糖質の量はあまり変わりませんので、食べすぎに注意を。

Q 春雨はヘルシーそうですが、麺の代わりに食べても大丈夫ですか？

A 春雨は主にじゃがいもなどのでんぷんから作られているため、含まれる成分としては、ほとんどが糖質です。緑豆のものもありますが、結局どれも主成分は糖質なので、麺の代わりに食べても糖質オフにはなりません。春雨でも各種の麺でも、含まれる糖質量をチェックしてみて、少ないほうを選びましょう。

Q 糖質オフダイエットをするとき、食べる時間帯など気をつけることはありますか？

A 夜遅く食事をした後は寝るだけなので、筋肉もそれほど血糖を取り込みません。また脳も活動を休むので、血糖をあまり使いません。そのため、夕食に糖質が多い食品を食べて血糖値が上昇したときに、余った血糖は全て中性脂肪に変わり太るのです。せめて夕食だけでも糖質制限食にしましょう。

Q 1日の糖質量を守ることができれば、3食、少量の主食を食べてもいいですか？

A 高雄病院のスーパー糖質制限食の場合は、1回の食事の糖質量を20g以下、ゆるやかな糖質制限食の場合は、20〜40gが目安。糖尿病の場合はスーパー糖質制限食、ダイエットの場合は、ゆるやかな糖質制限食にします。1回の食事の糖質量を合わせれば、少量の主食は食べてもOKです。

Q 糖質たっぷりのケーキを食べてしまった場合、その後の食事のポイントはありますか？

A ケーキ、ラーメン、パスタ、ピザ、おにぎりなどの糖質たっぷりな食品を、糖質制限食実践中の人が食べてしまうことは、あると思います。私の患者さんの場合は、週1回ケーキを食べたとしても、毎日3食糖質を食べている人々に比べたらマシですよ、と話します。ベースに糖質制限ができていれば大丈夫です。

Q 脂肪たっぷりのこってりした料理は、本当に太らないのでしょうか？

A かつて、脂肪が太る原因とされてきましたが、間違いだと判明しました。太る元凶はインスリンの過剰分泌。糖質を摂取するとインスリンが大量に分泌されて、血糖を筋肉に取り込ませますが、余った血糖は全て中性脂肪に変わり脂肪細胞に蓄えられます。脂肪を食べてもインスリンは分泌されません。

{ Part 2 }

おいしい！ボリューム満点！
毎日の 糖質オフおかず

糖質オフおかずを自分で作って食べるのがダイエット成功の秘訣。市販のお惣菜は意外と糖質が高いので注意して。肉、魚介、豆、大豆製品、卵を使ったメインおかずから、乳製品、野菜を使ったサブおかずまで、低糖質＆おいしい、家族と一緒に食べられるメニューをご紹介。

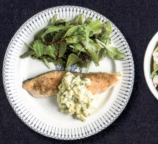
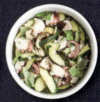

	総糖質 7.1g	総エネルギー
	総たんぱく質 35.5g	492 kcal

ラクうま糖質オフ!の朝ごはん①

かじきまぐろのベーコン巻き+ニース風サラダの献立

パン食が定番だった人にとって糖質オフはつらいもの。物足りなさ解消に、ボリュームのある
サラダとたんぱく質のおかずをたっぷり食べて。
豆乳カフェオレで満足度アップを。

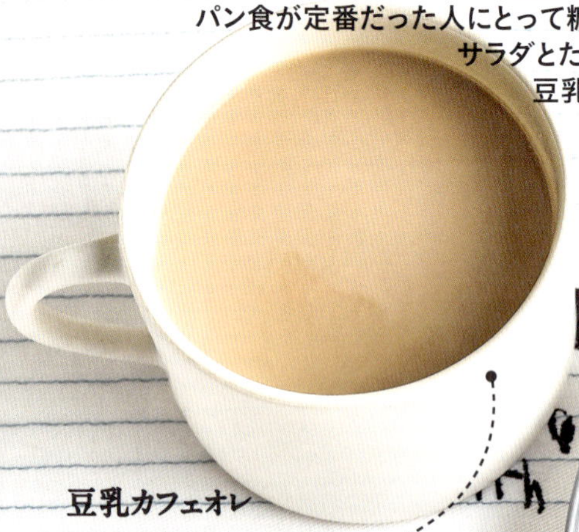

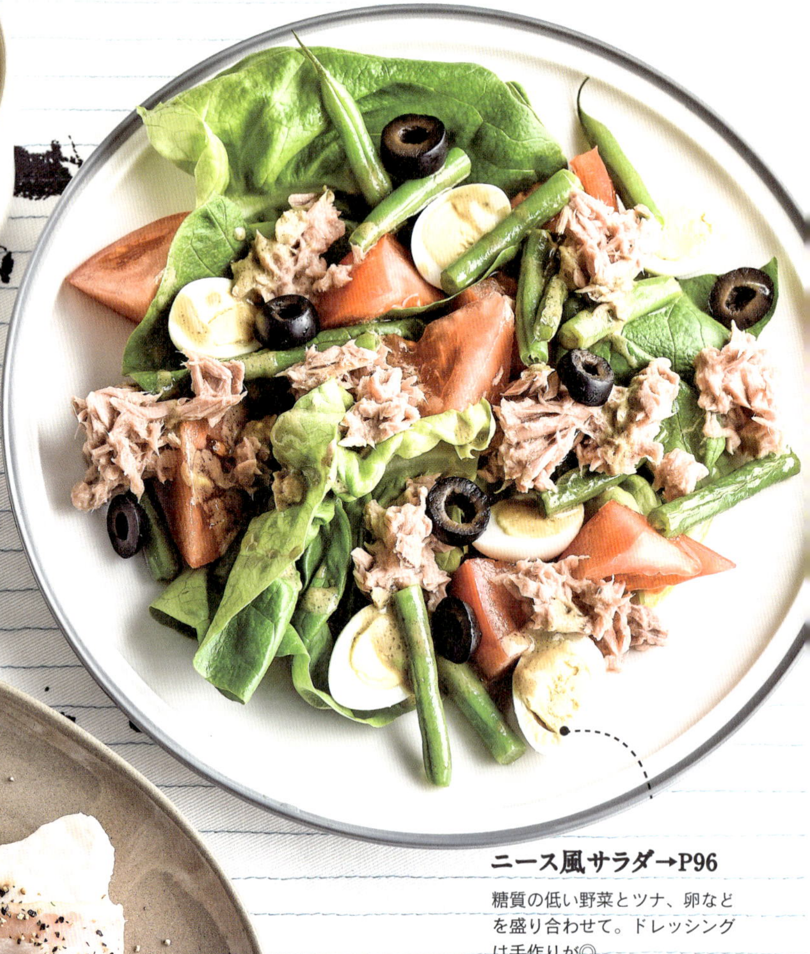

豆乳カフェオレ

牛乳のカフェオレは糖質高めなので、豆乳を使って糖質カットしながら満足度アップ。

[糖質 2.9g　たんぱく質 3.0g　40kcal]

かじきまぐろの
ベーコン巻き→P123

ベーコンを巻いてレンチンするだけの簡単おかず。忙しい朝にぴったりです。

[糖質 1.1g　たんぱく質 23.0g　304kcal]

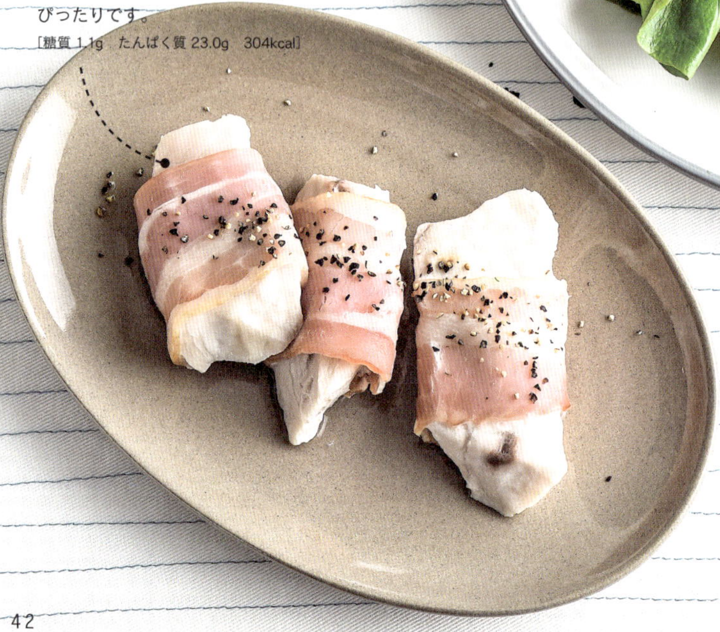

ニース風サラダ→P96

糖質の低い野菜とツナ、卵などを盛り合わせて。ドレッシングは手作りが◎。

[糖質 3.1g　たんぱく質 9.5g　148kcal]

-MEMO-
ボリューム満点のサラダで満足度◎

シャキシャキとした野菜を使ったサラダは、噛み応えがあるので、満腹感がアップ。パンがなくても物足りなさはありません。たんぱく質もしっかり食べてバランスよく。

ラクうま糖質オフ！の朝ごはん②

総糖質 8.4g
総たんぱく質 31.7g
総エネルギー 463kcal

ほうれん草のフラン＋カレースープの献立

ボリュームのある卵料理と、スパイスの効いた野菜のおかずとカレースープを組み合わせれば、主食がなくても大丈夫。忙しい朝だから、作りおきなどを利用すれば本当にラクチン！

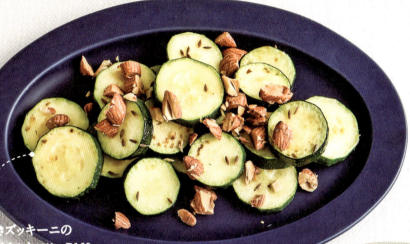

-MEMO-
作りおきのツナがあればアレンジ自在
市販のツナ缶でもOKですが、まぐろのさくを使ってツナを作りおきしておけば、フランもワンランク上のおいしさに。オムレツやサラダなどにも使えてアレンジできるから便利。

焼きズッキーニのスパイスナッツ→P169
低糖質のズッキーニをこんがり焼いて、ナッツとスパイスで食感と香りをプラス。
[糖質 3.6g　たんぱく質 4.2g　141kcal]

せん切りキャベツとハムのカレースープ→P147
キャベツたっぷりのボリューミーなスープは、カレー粉で香りをアップ。
[糖質 3.1g　たんぱく質 2.8g　61kcal]

ほうれん草とツナのフラン→P117
フランとは洋風茶碗蒸しのこと。ツナとほうれん草、チーズで旨味も濃厚に。
[糖質 1.7g　たんぱく質 24.7g　261kcal]

ラクうま糖質オフ！の朝ごはん③

総糖質 **11.1g**
総たんぱく質 30.3g
総エネルギー **420kcal**

豚ひき肉とオクラのキーマカレー＋目玉焼きの献立

作りおきのキーマカレーがあれば、温めるだけですぐ食べられて便利！ごはんをキャベツにかえれば、大幅に糖質オフできます。目玉焼きをのせて、彩りも栄養もプラスして。

市販のせん切りキャベツ(60g)
切る手間のない市販品を盛りつけるだけで手軽。かさ増し＆糖質オフに。
［糖質 2.0g　たんぱく質 0.8g　25kcal］

豚ひき肉とオクラのキーマカレー風→P66
ルウを使わない、作りおきキーマカレー風はたんぱく質＆ビタミン補給にぴったり。
［糖質 7.7g　たんぱく質 20.3g　253kcal］

目玉焼き
目玉焼きは、半熟状に焼き上げて。食べるときは黄身を崩しながらがおいしい。
［糖質 0.2g／たんぱく質 6.2g／112kcal］

ハムとオクラのコンソメゼリーサラダ→P97
ゼラチンを使ったコンソメゼリーは、コラーゲンが豊富。美肌づくりにも◎。
［糖質 1.2g　たんぱく質 3.0g　30kcal］

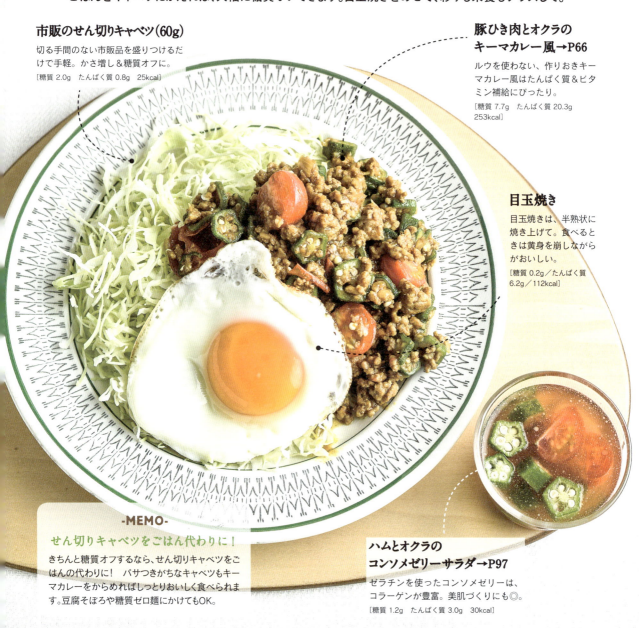

-MEMO-
せん切りキャベツをごはん代わりに！
きちんと糖質オフするなら、せん切りキャベツをごはんの代わりに！ パサつきがちなキャベツもキーマカレーをからめればしっとりおいしく食べられます。豆腐そぼろや糖質ゼロ麺にかけてもOK。

ラクうま糖質オフ！の朝ごはん ④

総糖質 **7.3g**
総たんぱく質 19.6g
総エネルギー **299** kcal

豆腐の高菜煮＋きのこの梅かき玉スープの献立

忙しい朝は、パパッと作れるメニューが一番！　豆腐、卵、ツナでたんぱく質を豊富に。さらに野菜やきのこをふんだんに使えば、ボリューム＆栄養ともにバランス満点です。

ラクうま糖質オフ！の朝ごはん

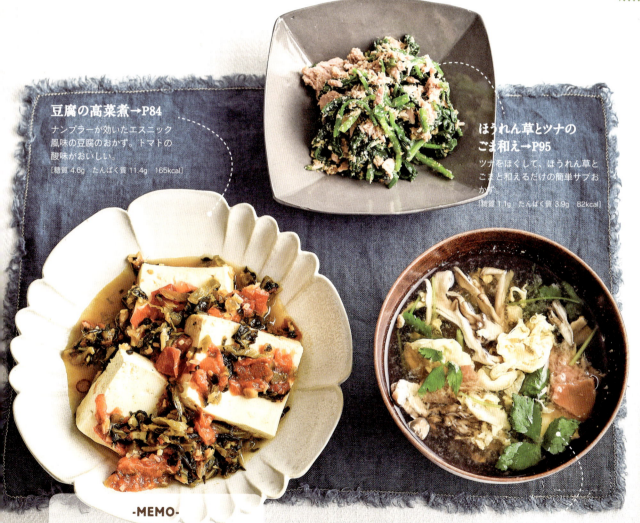

豆腐の高菜煮→P84
ナンプラーが効いたエスニック風味の豆腐のおかず。トマトの酸味がおいしい。
[糖質 4.6g　たんぱく質 11.4g　165kcal]

ほうれん草とツナのごま和え→P95
ツナをほぐして、ほうれん草とごまと和えるだけの簡単サブおかず。
[糖質 1.1g　たんぱく質 3.9g　82kcal]

-MEMO-
それぞれ具だくさんだから腹持ちgood！
たんぱく質とビタミン＆ミネラルたっぷりの具だくさんなおかずを組み合わせた理想的な献立。腹持ちがいいうえ、食物繊維も豊富にとれるから、ダイエット中になりがちな便秘も解消できます。

きのこの梅かき玉スープ→P146
きのこの旨味と、梅の酸味がおいしいボリューム満点スープを添えて。
[糖質 1.6g　たんぱく質 4.3g　52kcal]

低糖質&高たんぱく！
メインおかずの
食材のかしこい選び方

普通の献立では「主食」とされるごはんや麺、パンがNGの糖質オフ。
たんぱく質が豊富なメインおかずを決めて、サブおかずをいくつか組み合わせるのがおすすめです。

1 肉は糖質がほぼゼロ！脂身もほどよく食べる

　ダイエットでは敬遠される肉ですが、糖質はほとんど含まないため、糖質オフではベストな食材。たんぱく質豊富で満足感も高いので、メインの食材としてどんどん食べましょう。肉の主成分であるたんぱく質は体内でアミノ酸にかわり、エネルギーとして使われたり、筋肉などの材料になったりします。また肉の脂身も、糖質を含まないので血糖値を上げることはありません。ただし、糖質を一緒にとるのはNG。血糖値が上がり、体に脂肪としてついてしまいます。

2 魚介類も低糖質！魚油は積極的に

　魚介類もたんぱく質豊富で低糖質な食材。ビタミンD、E、B₁₂などや必須ミネラルを多く含有します。注目したいのが青魚の油。DHAやEPAといった不飽和脂肪酸で、血液をきれいにし、動脈硬化や血栓を予防する作用、抗がん作用をもつことなどが知られています。積極的にとるようにしましょう。肉に比べて種類も多く、季節に合わせて、旬の味を楽しむことができる魚介類。バラエティ豊かに毎日の食事に取り入れて、糖質オフの食生活に役立てましょう。

3 豆・大豆製品も、カロリー高めの油揚げ・厚揚げも◎

　豆や、納豆、豆腐などの大豆製品は植物性たんぱく質。糖質が少ないというメリットがあるのはもちろん、味が淡泊でいろいろな味に合わせやすく、お腹にたまるので、ごはん代わりに最適。肉や魚に組み合わせる1品としても役立ちます。汁物やサラダに入れたり、炒め物に使ってもOK。また、油揚げや厚揚げは油を含み、味にコクを加えるとともに、ボリュームもアップしてくれるお助け食材です。甘い煮豆や調整豆乳は糖質を含むので、注意しましょう。

4 卵は栄養満点食材！朝食には欠かさず取り入れて！

　必須栄養素のほぼ全てを含み、「完全食」ともいわれる卵。朝食の1品としては外せない食材です。手軽にできるゆで卵から始まって、調理の幅が広く、いろいろなメニューを楽しめるのも魅力。おかずにたんぱく質が足りないときは、溶き入れるだけで、簡単にボリュームアップ。また、糖質オフでは炭水化物をとらない分、物足りなさを感じる人も。そういう場合は、ゆで卵をまとめてゆでておき、おやつ代わりに食べるのもよいでしょう。

肉類の糖質量

以下に、オーソドックスな肉の種類と、その糖質量をまとめました。肉は基本的に糖質が低いですが、ベーコンやハムなどの加工肉には糖質が使われている場合も。成分表をチェックしましょう。

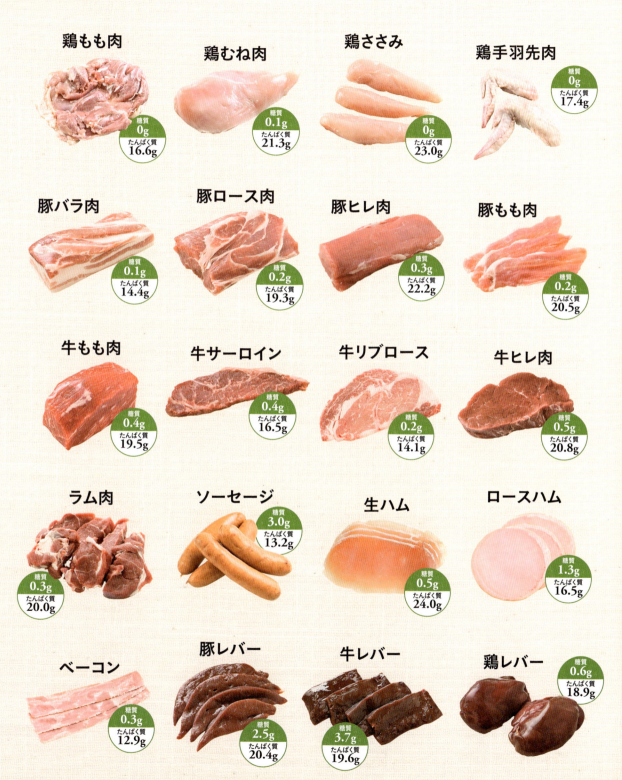

食品	糖質	たんぱく質
鶏もも肉	0g	16.6g
鶏むね肉	0.1g	21.3g
鶏ささみ	0g	23.0g
鶏手羽先肉	0g	17.4g
豚バラ肉	0.1g	14.4g
豚ロース肉	0.2g	19.3g
豚ヒレ肉	0.3g	22.2g
豚もも肉	0.2g	20.5g
牛もも肉	0.4g	19.5g
牛サーロイン	0.4g	16.5g
牛リブロース	0.2g	14.1g
牛ヒレ肉	0.5g	20.8g
ラム肉	0.3g	20.0g
ソーセージ	3.0g	13.2g
生ハム	0.5g	24.0g
ロースハム	1.3g	16.5g
ベーコン	0.3g	12.9g
豚レバー	2.5g	20.4g
牛レバー	3.7g	19.6g
鶏レバー	0.6g	18.9g

*糖質、たんぱく質量は100gあたりの数値です。

魚介類の糖質量

糖質が低く、メインやサブのおかずとして積極的に利用したい魚介類。ただし味つけには注意が必要です。刺身や塩焼きなら、糖質の低い調味料で食べられるので安心です。

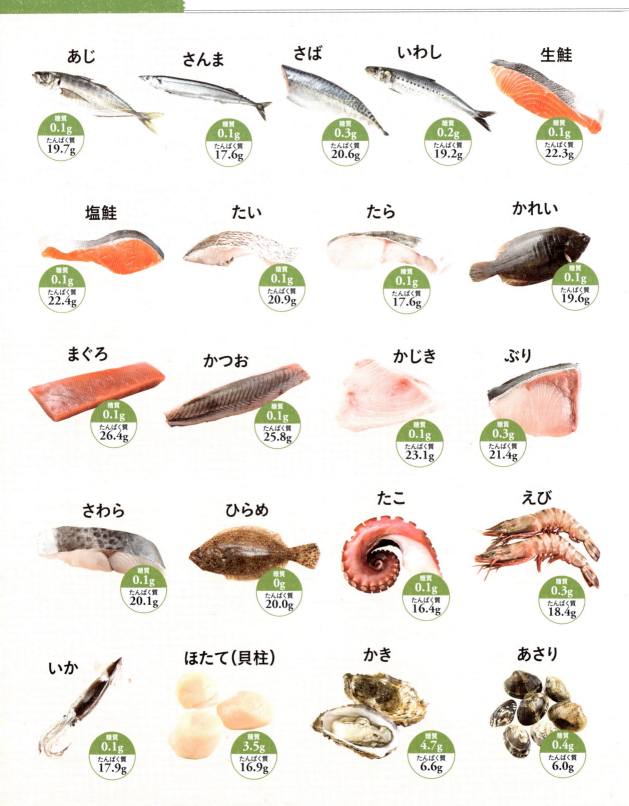

食材	糖質	たんぱく質
あじ	0.1g	19.7g
さんま	0.1g	17.6g
さば	0.3g	20.6g
いわし	0.2g	19.2g
生鮭	0.1g	22.3g
塩鮭	0.1g	22.4g
たい	0.1g	20.9g
たら	0.1g	17.6g
かれい	0.1g	19.6g
まぐろ	0.1g	26.4g
かつお	0.1g	25.8g
かじき	0.1g	23.1g
ぶり	0.3g	21.4g
さわら	0.1g	20.1g
ひらめ	0g	20.0g
たこ	0.1g	16.4g
えび	0.3g	18.4g
いか	0.1g	17.9g
ほたて(貝柱)	3.5g	16.9g
かき	4.7g	6.6g
あさり	0.4g	6.0g

*糖質、たんぱく質量は100gあたりの数値です。

豆・大豆製品・卵の糖質量

基本的に糖質を含みませんが、一部、糖質が高めな食材もあります。これらは量をとりすぎないように注意しましょう。

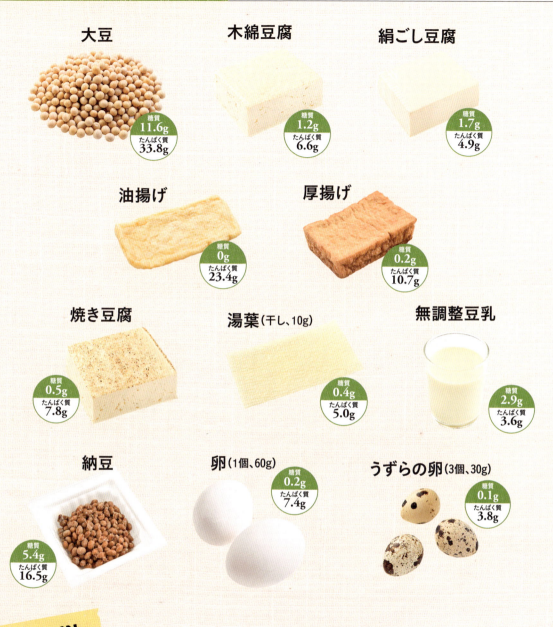

食材	糖質	たんぱく質
大豆	11.6g	33.8g
木綿豆腐	1.2g	6.6g
絹ごし豆腐	1.7g	4.9g
油揚げ	0g	23.4g
厚揚げ	0.2g	10.7g
焼き豆腐	0.5g	7.8g
湯葉(干し、10g)	0.4g	5.0g
無調整豆乳	2.9g	3.6g
納豆	5.4g	16.5g
卵(1個、60g)	0.2g	7.4g
うずらの卵(3個、30g)	0.1g	3.8g

COLUMN

糖質オフとたんぱく質&脂質の関係

ダイエットのために、糖質オフと低カロリーを掛け合わせる人がいますが、それは間違いです。たんぱく質だけでなく、脂質も制限すると、筋肉が落ち、体調を崩す原因になります。魚介、肉、豆腐、納豆、チーズなどのたんぱく質や脂質が主成分の食品をしっかり食べることが大切です。

*糖質、たんぱく質量は100gあたりの数値です。

鶏肉のメインおかず 一番簡単でおいしい焼き方のコツ

チキンソテーのマスタードクリーム

豆乳や粒マスタードを使った糖質オフソースがポイント！
鶏肉1枚とたっぷりきのこで満足度の高い一品に。

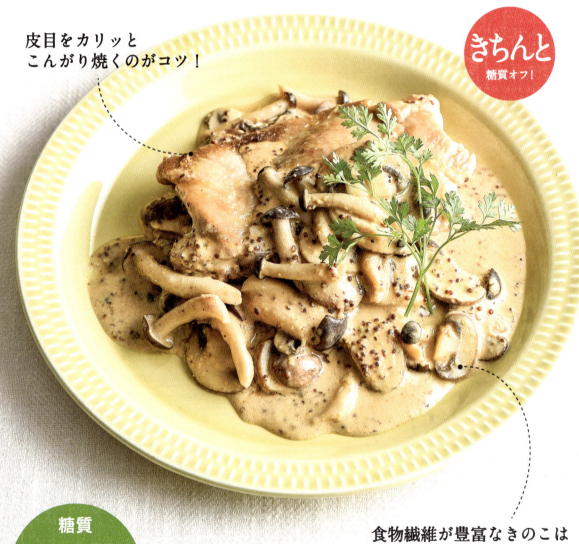

皮目をカリッと
こんがり焼くのがコツ！

きちんと
糖質オフ！

食物繊維が豊富なきのこは
低糖質で満足感もgood！

糖質 **4.9g**
たんぱく質 **36.7g**
エネルギー **492** kcal
25分

 お弁当 夕食

鶏肉のメインおかず

・材料（2人分）
- 鶏もも肉…大1枚（350g）
- 塩・こしょう…各少々
- しめじ…1パック
- マッシュルーム…6個
- 白ワイン（辛口）…大さじ1
- A【無調整豆乳½カップ、スライスチーズ1枚、粒マスタード大さじ2、塩少々】
- オリーブオイル…小さじ1
- イタリアンパセリ…適宜

＊おすすめ！サブおかず＊

アンチョビブロッコリーのチーズ炒め→P88
［糖質1.0g］

ニース風サラダ→P96
［糖質3.1g］

焼きズッキーニのスパイスナッツ→P169
［糖質3.6g］

オイルサーディンのグリル→P162
［糖質3.2g］

・作り方

1. 鶏肉は半分に切り、皮と身の間にある余分な脂身を取り除き、塩、こしょうをもみ込む。しめじは小房に分け、マッシュルームは薄切りにする。
2. フライパンにオリーブオイルを中火で熱し、鶏肉の皮を下にして入れ、押しつけながら焼く a 。脂が出てきたら弱めの中火にし、焼き色がつくまで焼く。
3. 出てきた脂をペーパータオルでふき取り b 、中火にして鶏肉を裏返し、白ワインをふり入れてアルコールを飛ばし c 、蓋をして5〜6分蒸し焼きにし、器に盛る。
4. 同じフライパンできのこをさっと炒め、Aの豆乳を加え、かき混ぜながらきのこがしんなりするまで弱めの中火で1〜2分煮る。チーズをちぎって加え、混ぜながらとろみがついたら粒マスタードを加え、塩で味をととのえる。3にかけ、好みでイタリアンパセリを添える。

カリッと焼き上げるポイント！

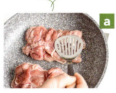
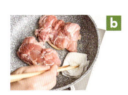
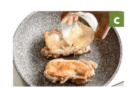

チキンソテーバリエ！

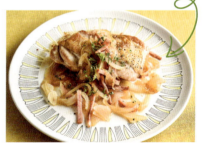

ビネガーチキンソテー

・材料と作り方（2人分）

1. 鶏もも肉大1枚（350g）は左記の作り方1と同様にする。にんにく1かけと玉ねぎ⅓個は薄切り、ベーコン1枚は細切りにする。
2. フライパンにオリーブオイル大さじ½を中火で熱し、鶏肉を左記の作り方2と同様に焼き、出てきた脂を取る。
3. 鶏肉を裏返して端に寄せ、あいたところでにんにくと玉ねぎ、ベーコンを炒め、しんなりしたら酢・白ワイン・水各大さじ2を加え、蓋をして強めの中火で10〜12分煮る。塩・こしょう各少々で味をととのえ、煮汁とともに器に盛り、パセリのみじん切り少々を散らす。［糖質4.7g／たんぱく質31.2g／463kcal／25分］

＊糖質オフ！point＊

高カロリーと敬遠しがちなメニューも糖質オフだから安心して食べられる！

鶏もも肉1枚（175g）のカロリーは422kcal。ダイエット中は、絶対食べられない！と思っていませんか？ 鶏もも肉は糖質ゼロだから安心！ マスタードソースも低糖質な無調整豆乳を使って、スライスチーズでコクをプラスすれば満足度の高い一皿に。

| 鶏肉のメインおかず | しっとり&やわらかく仕上げる焼き方のコツ |

タンドリーチキン

パサつきがちな鶏むね肉も、ヨーグルト入りのタンドリーソースに漬けて蒸し焼きにすれば、しっとりな仕上がりに。

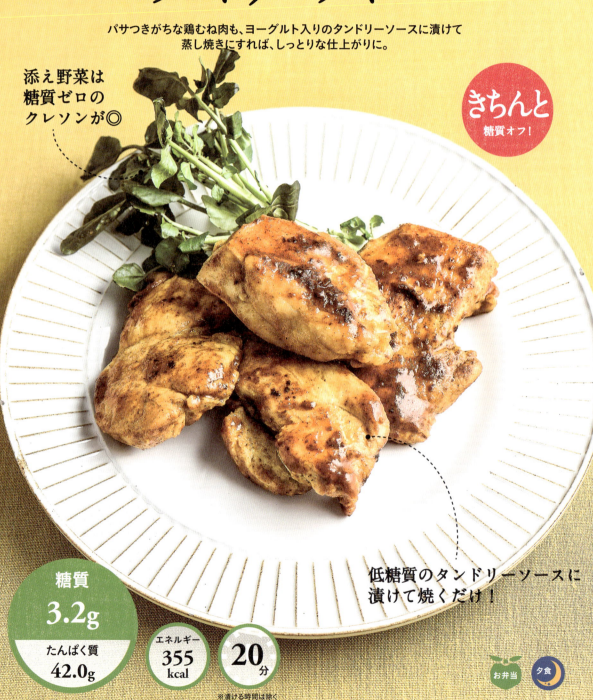

添え野菜は糖質ゼロのクレソンが◎

きちんと糖質オフ!

低糖質のタンドリーソースに漬けて焼くだけ!

- 糖質 3.2g
- たんぱく質 42.0g
- エネルギー 355kcal
- 20分

※漬ける時間は除く

お弁当 / 夕食

鶏肉のメインおかず

- 材料（2人分）

鶏むね肉…大1枚（380g）
塩…少々
カレー粉…小さじ½
オリーブオイル…大さじ½
クレソン…1束

＜タンドリーソース＞
プレーンヨーグルト
　…大さじ3
マヨネーズ・トマトケチャップ
　…各大さじ½
カレー粉…小さじ2
おろしにんにく・おろししょう
が…各小さじ½
塩…小さじ⅓
こしょう…少々

＊おすすめ！サブおかず＊

蒸し大豆と野菜の
チョップドサラダ→P98
［糖質4.2g］

まいたけとエリンギの
ピクルス→P103
［糖質1.9g］

パルミジャーノ
クミンキャベツ→P167
［糖質4.0g］

オクラとしめじの
サブジ→P171
［糖質4.5g］

- 作り方

1 鶏肉は少し大きめのそぎ切りにし、塩とカレー粉をよくすり込む a 。
2 ＜タンドリーソース＞の材料をよく混ぜてポリ袋などに入れ、鶏肉を加えてよくもみ込み b 、1時間以上漬けておく。
3 フライパンにオリーブオイルを中火で熱し、鶏肉の皮目を下にして入れ、焼き色がつくまで両面を焼き、蓋をして弱火で6〜7分蒸し焼きにする c 。
4 汁けが出ているようなら、蓋を取って汁けが飛ぶまで強めの中火で焼く。器に盛り、クレソンを添える。

しっかり味をつけるポイント！

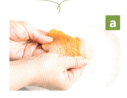
a

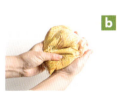
b

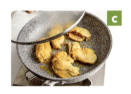
c

タンドリーチキンバリエ！

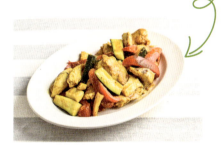

タンドリーチキン炒め

- 材料と作り方（2人分）

1 鶏むね肉小1枚（200g）は塩・こしょう各少々をもみ込み、薄めのそぎ切りにする。左記の作り方2と同様にプレーンヨーグルト大さじ2、おろしにんにく小さじ1、トマトケチャップ・カレー粉各大さじ½、塩小さじ¼をもみ込み、15分以上漬けておく。
2 パプリカ½個は1cm幅に切り、ズッキーニ½本とエリンギ1本は食べやすい大きさに切る。
3 フライパンにオリーブオイル大さじ½を中火で熱して2を炒め、油が回ったら鶏肉をソースごと加え、火が通るまで強めの中火で炒め合わせる。［糖質5.6g／たんぱく質23.9g／215kcal／25分］

＊糖質オフ！point＊

鶏むね肉は高たんぱく、低脂肪、低糖質とダイエットに理想的な食材！

鶏むね肉は、肉のなかでも高たんぱく、低脂肪なうえ、低糖質でダイエット中の理想的な食材。パサパサしがちですが、タンドリーソースなどコクのあるソースに漬け込めば、しっとりおいしく焼き上がります。好みで鶏もも肉で作ってもおいしいですよ。

鶏肉のメインおかず

作りおき / 冷蔵 3〜4日 / 冷凍 2週間

きちんと 糖質オフ！

鶏もも肉とオクラのクミン炒め
オクラとなすでヘルシーにボリュームアップ！

お弁当 / 夕食

材料（作りやすい分量・4人分）
- 鶏もも肉…小2枚（400g）
- A【しょうゆ・おろししょうが・酒各小さじ2】
- オクラ…2袋
- なす…2本
- B【クミンシード小さじ2、にんにく（みじん切り）2かけ分】
- 塩…小さじ2/3
- オリーブオイル…小さじ4

作り方
1. 鶏肉は一口大よりやや小さめに切り、Aをよくもみ込む。
2. オクラはガクをくるりとむき、斜め半分に切る。なすは縦半分に切ってから斜めに切る。
3. フライパンにオリーブオイルとBを入れて中火で熱し、気泡が出てきたら、鶏肉を加えて炒め、肉の色が変わったら、蓋をして弱めの中火にして中まで火を通す。
4. 蓋を取り、2を加えて塩を全体にふりまぶし、大きく混ぜながら炒める。

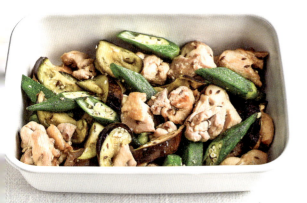

糖質 3.2g / たんぱく質 18.6g / エネルギー 275kcal / 10分

＊調理point＊
クミンシードから細かい気泡が出てきたら、次の食材を入れるタイミングです。焦がさないように気をつけましょう。

きちんと 糖質オフ！

鶏むね肉ときのこのクリームチーズ煮
濃厚なのに糖質オフ！　きのこの旨味も効いてます

夕食

材料（2人分）
- 鶏むね肉（皮なし）…1枚（240g）
- 塩…小さじ1/4
- こしょう…少々
- しいたけ…4枚
- えのきだけ…1/2袋
- ブロッコリー…1/3個
- クリームチーズ…60g
- A【コンソメスープの素小さじ1/2、水1/2カップ】
- オリーブオイル…大さじ1/2

作り方
1. 鶏肉は一口大のそぎ切りにし、塩をよくもみ込み、こしょうをまぶす。しいたけは薄切り、えのきは2〜3等分に切ってほぐす。ブロッコリーは小房に分ける。
2. フライパンにオリーブオイルを中火で熱し、鶏肉の両面をさっと焼き、Aときのこを加えて蓋をし、4〜5分煮る。
3. クリームチーズをちぎって散らし、ブロッコリーを加えて大きく混ぜながら少しとろみがつくまで3〜4分煮、塩、こしょう各少々（分量外）で味をととのえる。

＊おすすめ！サブおかず＊

ニース風サラダ →P96
[糖質 3.1g]

糖質 3.0g / たんぱく質 33.7g / エネルギー 297kcal / 15分

低糖質の鶏もも肉、鶏むね肉、鶏手羽元に低糖質の野菜を組み合わせた
満足度の高いおかず。揚げ物やこってり味も食べられる！

鶏肉のメインおかず

鶏もも肉のから揚げ、きゅうりおろしダレ

おから衣のヘルシー揚げにきゅうり酢でさっぱり

お弁当／夕食

材料（2人分）
- 鶏もも肉（から揚げ用）…260g
- 塩…小さじ1/3
- 溶き卵…1/4個分
- おから粉…大さじ3
- きゅうり…1本
- A【酢・しょうゆ各小さじ2】
- 揚げ油…適量

作り方
1. 鶏肉に塩をよくもみ込み、溶き卵を入れたボウルに入れ、手でよくもみ込む。なじんだらおから粉を加えてさらにもみ込むように混ぜる。
2. 鶏肉を170℃の揚げ油でゆっくりと6〜7分揚げ、器に盛る。
3. きゅうりをすりおろして軽く水けをきり、Aと混ぜ合わせてから揚げにのせる。

糖質オフ！point
糖質の多い小麦粉の代わりに、おから粉を使って糖質を抑えます。香ばしい仕上がりでおいしいです。

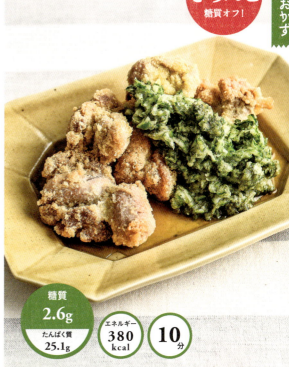
きちんと糖質オフ！
糖質 2.6g／たんぱく質 25.1g／エネルギー 380kcal／10分

鶏手羽元とスナップえんどうの白ワインオリーブ煮

骨つきでボリューム＆満足感アップの欧風煮

お弁当／夕食

材料（作りやすい分量・4人分）
- 鶏手羽元…8本
- 塩・こしょう…各少々
- スナップえんどう…16本
- にんにく…2かけ
- アンチョビフィレ…4切れ
- 黒オリーブ…8粒
- レモン（輪切り）…4枚
- 白ワイン…1/2カップ
- 水…1/2カップ
- 塩…小さじ1/2
- オリーブオイル…小さじ2

作り方
1. 手羽元は塩、こしょうをもみ込む。スナップえんどうは筋を取り、にんにくは半分に切る。アンチョビは粗く刻む。
2. 深めのフライパンにオリーブオイルを中火で熱し、手羽元を転がしながら焼き目をつける。にんにくとアンチョビを加えて軽く混ぜ、白ワインを加えて煮立てる。
3. 水と塩、オリーブを加え、蓋をして15分ほど煮込み、スナップえんどう、半分に切ったレモンを加え、さらに2〜3分煮て塩、こしょうで味をととのえる。

保存のコツ！ クエン酸を含むレモンは、殺菌効果が高く、作りおきにおすすめです。

作りおき／冷蔵3〜4日／冷凍2週間

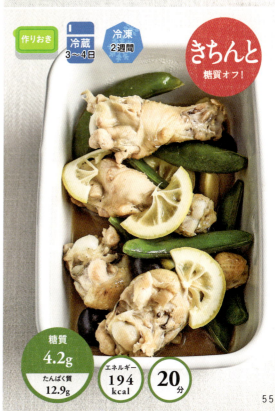
きちんと糖質オフ！
糖質 4.2g／たんぱく質 12.9g／エネルギー 194kcal／20分

豚肉のメインおかず　肉がはがれにくい焼き方のコツ

豚肉の梅なす巻き焼き

カロリー低めのなすに糖質ほぼゼロの豚肉を巻いてボリュームアップ！
中に隠れている梅肉と青じそ、ポン酢しょうゆの相性が抜群です。

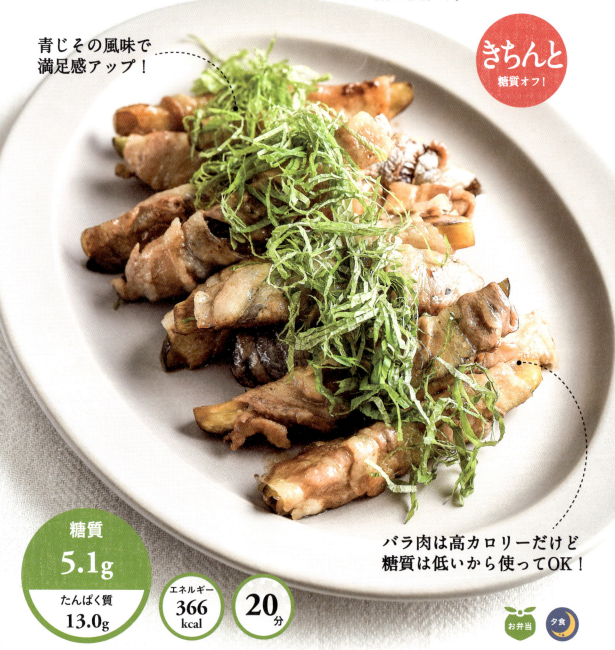

青じその風味で満足感アップ！

きちんと糖質オフ！

バラ肉は高カロリーだけど糖質は低いから使ってOK！

- 糖質 5.1g
- たんぱく質 13.0g
- エネルギー 366 kcal
- 20分
- お弁当 / 夕食

豚肉のメインおかず

・材料(2人分)
豚バラしゃぶしゃぶ用肉…12枚(160g)
なす…2本
梅干し…2個
ポン酢しょうゆ(低糖質のもの)…大さじ2
ごま油…小さじ1
青じそ…4枚

・作り方
1. 梅干しは種を取り、包丁で叩いてペースト状にする。なすはヘタを取り、縦6等分に切る。
2. 豚肉を広げて梅を塗り、なすを芯にしてくるくると巻きつける a 。
3. フライパンにごま油を中火で熱し、2の巻き終わりを下にして入れ b 、時々転がしながら焼く c 。
4. 焼き目がついてきたら蓋をして3～4分蒸し焼きにし、蓋を取ってポン酢しょうゆを加え、汁けがなくなり照りが出るまで焼く。器に盛り、せん切りにした青じそを散らす。

きれいに巻きつけるポイント!

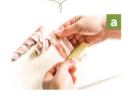
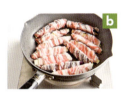
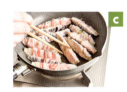

おすすめ!サブおかず

彩り野菜の白和えなます→P92 [糖質3.0g]

油揚げと白菜のさっと煮ピリ辛マヨ和え→P95 [糖質2.1g]

海藻とレタスのカリカリじゃこサラダ→P98 [糖質2.2g]

スナップえんどうのクリームチーズ和え→P167 [糖質4.7g]

肉巻きバリエ!

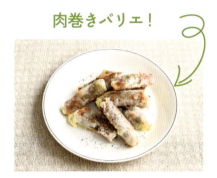

豚肉のしそチーズ巻き焼き

・材料と作り方(2人分)
1. プロセスチーズ80gは8等分の棒状に切り分ける。
2. 豚ロース薄切り肉8枚(60g)を縦長に広げ、塩・こしょう各少々をふり、青じそ1枚ずつと、チーズを1個ずつのせ、手前から巻き、巻き終わりを手で軽く握るようにして押さえる。
3. フライパンにサラダ油大さじ½を中火で熱し、2の巻き終わりを下にして入れ、動かさずに1～2分焼き、焼き色がついたら、全体に焼き色がつくまで転がしながら3～4分焼く。器に盛り、粗びき黒こしょう適量をふる。[糖質0.7g／たんぱく質24.7g／375kcal／20分]

*糖質オフ! point *

脂質が多く高カロリーの豚バラ肉も低糖質だからおいしく食べられる!

ダイエット中だから脂身の少ない部位を選ばなくちゃ…と思っているなら、それは間違い。脂質が不足すると、肌がカサカサになり不調を招く原因に。野菜を巻くだけの肉巻きなら、適度な脂身と旨味を味わえるからおすすめ。巻く野菜は低糖質のもので。

豚肉のメインおかず

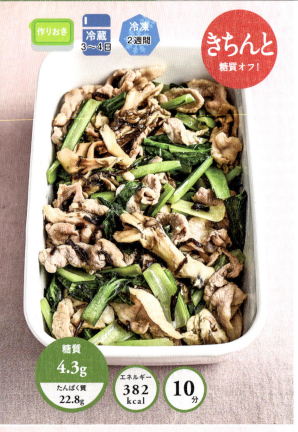

作りおき｜冷蔵 3〜4日｜冷凍 2週間

きちんと糖質オフ！

糖質 4.3g
たんぱく質 22.8g
エネルギー 382 kcal
10分

豚肉と小松菜の塩昆布炒め
低糖質調味料のマヨネーズと塩昆布でお手軽炒め

朝食／お弁当

材料（作りやすい分量・4人分）
- 豚こま切れ肉…400g
- A【酒・しょうゆ各小さじ2】
- 小松菜…1束
- まいたけ…2パック
- 塩昆布（細切り）…40g
- 酒…大さじ2
- マヨネーズ…大さじ4
- ごま油…大さじ1

作り方
1. 豚肉は大きければ半分に切り、Aをもみ込む。
2. 小松菜は3〜4cm長さに切り、まいたけは小房にほぐす。
3. フライパンにごま油とマヨネーズを入れて中火で温め、マヨネーズが溶けてきたら豚肉をほぐしながら炒める。肉の色が変わってきたら、2を加えて炒め合わせ、酒をふり入れ、強火にして炒め合わせる。
4. まいたけがしんなりしたら、塩昆布を加えてひと混ぜし、火を止める。

＊糖質オフ！point＊
基本的に海藻は糖質が低いですが、昆布はやや高め。だしで使う分にはOKですが、食べるときは量を控えめに。

きちんと糖質オフ！

糖質 4.4g
たんぱく質 21.4g
エネルギー 326 kcal
10分
※漬ける時間は除く

豚肉のしょうが焼き
血糖値に影響の少ないラカントで作る定番料理

お弁当／夕食

材料（2人分）
- 豚ロース薄切り肉（しょうが焼き用）…6枚（200g）
- A【おろししょうが1かけ分、ラカントS（顆粒）小さじ2、酒大さじ1・½、しょうゆ大さじ2】
- サラダ油…大さじ½
- レタス…½個

作り方
1. 豚肉は混ぜ合わせたAに漬け、時々上下を返して10〜15分おく。
2. フライパンにサラダ油を強めの中火で熱し、軽く汁けをきった豚肉を入れ、途中1〜2回返しながら、両面にこんがりと焼き色がつくまで焼き、漬け汁を加えてからめながら照りが出るまで焼く。
3. レタスをせん切りにして器に盛り、2を盛り合わせる。

＊糖質オフ！point＊
つけ合わせの野菜は、定番のキャベツよりも糖質の低いレタスがおすすめ。おかずサラダ感覚でいただけます。

豚ロース肉と豚こま切れ肉を使った大満足おかず。
甘味にはラカントSを使えば、味わいはそのままで簡単に糖質オフできます。

豚肉のメインおかず

豚しゃぶねぎ塩ダレ
食べ応え抜群！ 食物繊維豊富なおかずサラダ

夕食

材料（2人分）
- 豚ロースしゃぶしゃぶ用肉…160g
- なす…2本
- オクラ…4本
- 水菜…2～3株
- A【長ねぎ（みじん切り）⅓本分、酢大さじ1、水小さじ2、白いりごま・ごま油各小さじ1、塩小さじ½】

作り方
1. なすはヘタを取って1本ずつラップに包み、電子レンジで3分加熱し、そのまま粗熱を取る。Aを混ぜ合わせる。
2. 鍋に湯を沸かし、豚肉をさっとゆでて水けをきる。再び沸騰させてアクを取り、オクラをゆでて小口切りにする。
3. 水菜は3～4cm長さに切り、なすはラップを外して縦6～8等分に切る。豚肉、オクラとともに盛り合わせ、Aをかける。

おすすめ！サブおかず

湯葉巻き揚げ
→P164
[糖質3.6g]

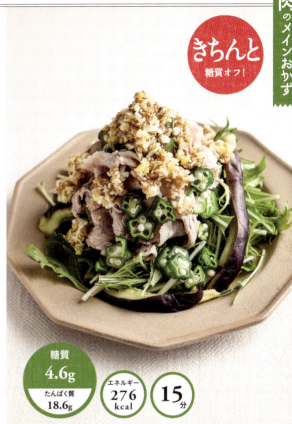

きちんと糖質オフ！

糖質 4.6g
たんぱく質 18.6g
エネルギー 276kcal
15分

豚マヨキムチ炒め
発酵食品のキムチとたっぷり野菜で腸内環境改善

お弁当　夕食

材料（作りやすい分量・4人分）
- 豚こま切れ肉…400g
- キムチ…240g
- にら…1束
- 大豆もやし…1袋
- マヨネーズ…小さじ4
- A【酒大さじ2、しょうゆ大さじ1】
- ごま油…大さじ½

作り方
1. 豚肉は大きければ半分に切り、キムチはざく切り、にらは4cm長さに切る。大豆もやしはひげ根を取る。
2. フライパンにごま油を中火で熱し、豚肉をほぐしながら炒める。肉の色が変わったら大豆もやしとキムチ、マヨネーズを加えて炒め合わせ、蓋をして3分ほど蒸らす。
3. 蓋を取って強火にし、A、にらを加えて手早く炒め合わせる。

糖質オフ！point
大豆もやしはうれしい糖質ゼロ。たんぱく質も摂取でき、噛み応えがあるので、満足感が得られる優秀な食材です。

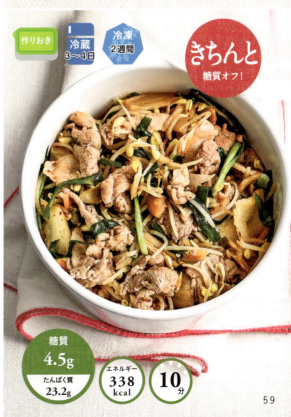

作りおき　冷蔵3～4日　冷凍2週間

きちんと糖質オフ！

糖質 4.5g
たんぱく質 23.2g
エネルギー 338kcal
10分

牛肉のメインおかず　絶品ステーキの焼き方のコツ

アボカドペッパーレモンステーキ

ボリュームのある豪華なステーキは、実は低糖質。
アボカド、マッシュルーム、クレソンも全て、うれしい低糖質食材です！

低糖質のアボカドは
糖質オフの強い味方！

きちんと
糖質オフ！

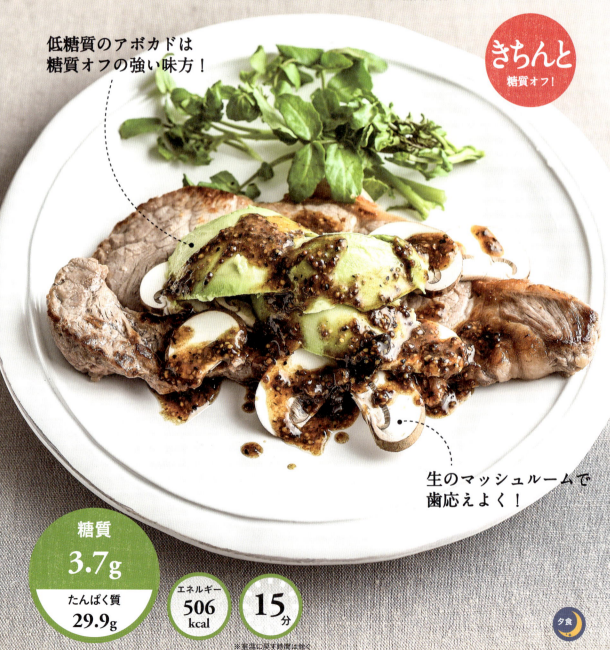

生のマッシュルームで
歯応えよく！

糖質 **3.7g**
たんぱく質 **29.9g**
エネルギー **506kcal**
15分

※室温に戻す時間は除く

夕食

牛肉のメインおかず

・材料（2人分）
牛サーロインステーキ用肉…2枚（280g）
塩・こしょう…各少々
にんにく…½かけ
アボカド…½個
マッシュルーム…4個
オリーブオイル…小さじ1
A【しょうゆ小さじ2、粒マスタード・レモン汁各小さじ1、粗びき黒こしょう小さじ½】
バター…15g
クレソン…4本

＊おすすめ！サブおかず＊

ゆずこしょうの
コールスロー→P90
［糖質2.8g］

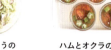
ハムとオクラの
コンソメゼリーサラダ
→P97 ［糖質1.2g］

カリフラワーの
カレーピクルス→P102
［糖質2.5g］

焼きズッキーニの
スパイスナッツ→P169
［糖質3.6g］

・作り方
1 牛肉は30分ほど前から室温に戻しておきa、塩、こしょうをまぶし、薄切りにしたにんにくをのせる。マッシュルームは薄切りにする。
2 フライパンにオリーブオイルを強火で熱し、牛肉とにんにくを入れ、焼き色がついたら裏返しb、好みの焼き加減に仕上げて取り出し、アルミホイルをかぶせて保温しておくc。
3 2のフライパンに肉汁を残したまま、バターを中火で溶かし、Aを加えて煮立ったら火を止める。
4 ステーキを器に盛り、クレソンを添える。マッシュルームとスプーンでくり抜いたアボカドをのせ、3をかける。

生焼け防止のポイント！

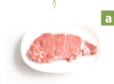
a

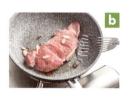
b

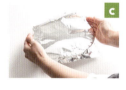
c

ステーキバリエ！

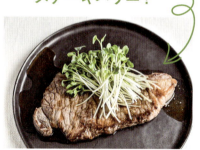

和風ゆずこしょうステーキ

・材料と作り方（2人分）
1 牛サーロインステーキ用肉2枚（300g）は左記の作り方1と同様にし、薄切りにしたにんにく½かけ分をのせる。
2 フライパンにオリーブオイル小さじ1を熱し、1を左記の作り方2と同様に焼く。
3 2のフライパンに肉汁を残したままバター15gを中火で溶かし、だし汁大さじ2、しょうゆ・ラカントS（顆粒）・酒各大さじ1、ゆずこしょう小さじ1を加えて混ぜ、フライパンを大きくゆらしながらとろりとする程度まで煮詰める。
4 ステーキを器に盛り、3をかけ、食べやすい長さに切ったかいわれ菜1パック分をのせる。［糖質3.8g／たんぱく質30.6g／404kcal／15分］

＊糖質オフ！point＊

夢のようなサーロインステーキもおいしく！アボカドものせてボリュームも満点！

ダイエット中にこんな豪華なステーキが食べられるなんて夢のよう！これも糖質オフダイエットだからできること。全て低糖質の食材を組み合わせているから、このボリュームとおいしさでも、太りにくい！アボカドは満足度が高く、美容効果にも期待。

61

牛肉のメインおかず

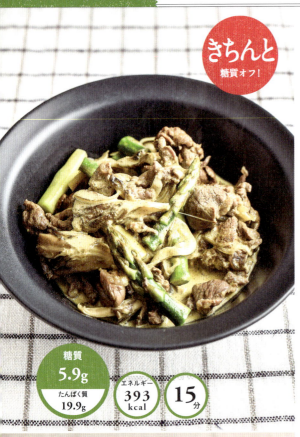

きちんと 糖質オフ!

牛切り落とし肉の カレークリーム煮

牛肉と生クリームの洋風煮込みも糖質オフ!

夕食

材料（2人分）
- 牛切り落とし肉…180g
- 塩・こしょう…各少々
- 玉ねぎ…¼個
- まいたけ…1パック
- グリーンアスパラガス…4本
- カレー粉…小さじ2
- 白ワイン（辛口）…¼カップ
- A【コンソメスープの素小さじ1、水¼カップ】
- 生クリーム…¼カップ
- オリーブオイル…大さじ½

作り方
1 牛肉は大きければ半分に切り、塩、こしょうをまぶす。玉ねぎは薄切り、まいたけは大きめにほぐす。アスパラは下半分をピーラーでむき、4等分に切る。
2 深めのフライパンにオリーブオイルと玉ねぎを入れて中火で炒め、しんなりしてきたら牛肉を加えて炒め、カレー粉を加えて混ぜる。白ワインを加えて煮立て、Aとまいたけを加えて蓋をする。時々鍋を揺らして混ぜながら、7～8分煮込む。アスパラと生クリームを加えて混ぜ、とろみが出るくらいまで煮、塩、こしょうで味をととのえる。

＊糖質オフ！ point ＊
まいたけの糖質はほぼゼロ。たっぷり入れても安心です。1パック使って、満足度をアップさせましょう。

糖質 **5.9g** / たんぱく質 **19.9g** / エネルギー **393kcal** / **15**分

きちんと 糖質オフ!

牛しゃぶのエスニックサラダ

シャキシャキ野菜と牛しゃぶを低糖質調味料で

朝食 / 夕食

材料（2人分）
- 牛ももしゃぶしゃぶ用肉…160g
- セロリ…1本
- 紫玉ねぎ…¼個
- パクチー…2枝
- A【ナンプラー大さじ1、レモン汁小さじ2、ごま油小さじ1】
- バターピーナッツ…15g

作り方
1 セロリは斜め薄切り、紫玉ねぎは薄切り、パクチーは粗く刻む。
2 鍋にたっぷりの湯を沸かし、水を¼カップ程度入れて温度を80℃くらいに下げ、牛肉を少しずつ入れる。肉の色が変わったらザルにあげて水けをきる。
3 ボウルに1と粗熱が取れた2を入れ、混ぜ合わせたAを回しかけ、大きく混ぜて器に盛り、刻んだピーナッツを散らす。

＊おすすめ！サブおかず＊

 湯葉巻き揚げ →P164 [糖質3.6g]

 オクラとしめじのサブジ →P171 [糖質4.5g]

糖質 **3.8g** / たんぱく質 **17.6g** / エネルギー **273kcal** / **8**分

牛切り落とし肉、牛しゃぶしゃぶ用肉と野菜を組み合わせた低糖質のおかず。
サラダ、煮物、炒め物とバラエティー豊かに。

牛肉のメインおかず

牛肉とたっぷりピーマンのごましょうゆ炒め

たんぱく質と食物繊維を香りよく炒め合わせて

お弁当 / 夕食

作りおき 冷蔵 3～4日 / 冷凍 2週間

きちんと糖質オフ！

材料（作りやすい分量・4人分）
- 牛切り落とし肉…320g
- オイスターソース…小さじ2
- ピーマン…8個
- エリンギ…2本
- A【白すりごま・しょうゆ 各大さじ2、酒小さじ4】
- ごま油…大さじ1

作り方
1. 牛肉は食べやすい大きさに切り、オイスターソースをもみ込む。
2. ピーマンは縦半分に切ってから横に細切りにする。エリンギは縦半分に切ってから斜め薄切りにする。
3. フライパンにごま油を中火で熱し、牛肉をほぐしながら炒め、肉の色が変わってきたら2を加えて炒め合わせる。全体に油が回ったらAを加えて炒める。

＊調理point＊
オイスターソースは、牛肉の下味としてもみ込んでおきます。牛肉に味がしっかりとしみ込み、満足度の高い一品に。

糖質 5.4g / たんぱく質 17.7g / エネルギー 270kcal / 10分

牛肉としらたきのトマトうま煮

トマトの旨味成分とラカントで上品な煮込み料理

お弁当 / 夕食

作りおき 冷蔵 4～5日 / 冷凍 NG

きちんと糖質オフ！

材料（作りやすい分量・4人分）
- 牛切り落とし肉…400g
- ブロッコリー…⅔個
- トマト……2個
- 結びしらたき…12個
- A【おろししょうが2かけ分、だし汁½カップ、酒大さじ2、しょうゆ大さじ2・½、ラカントS（顆粒）小さじ4】
- ごま油…大さじ1

作り方
1. ブロッコリーは小房に分ける。
2. 鍋にごま油を中火で熱し、牛肉をほぐしながら炒め、肉の色が変わったら、トマトをすりおろしながら加え、Aを加える。
3. 煮立ったら、水けをきった結びしらたきを加え、時々かき混ぜながら汁けが¼量くらいになるまで煮る。
4. ブロッコリーを加えてさらに2～3分煮る。

保存のコツ！ 殺菌効果のあるしょうがを入れて保存性アップ。汁けが¼量くらいになるまでしっかり煮て。

糖質 5.6g / たんぱく質 21.6g / エネルギー 310kcal / 15分

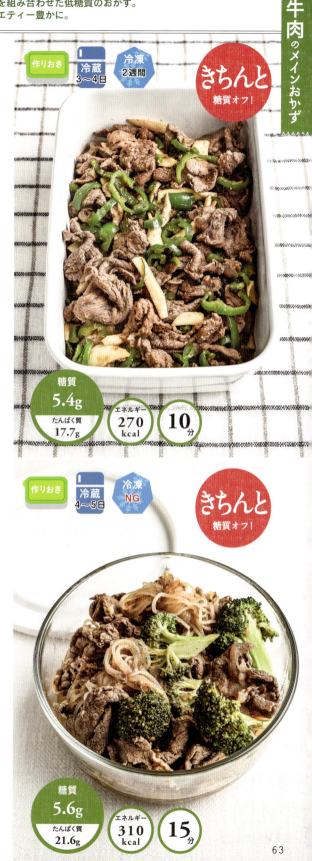

ひき肉のメインおかず ふっくらジューシーになる焼き方のコツ

きのこチーズハンバーグ

パン粉の代わりにおから粉を使った低糖質のハンバーグ。
きのこもたっぷり入っているので腸内環境の改善にも◎。

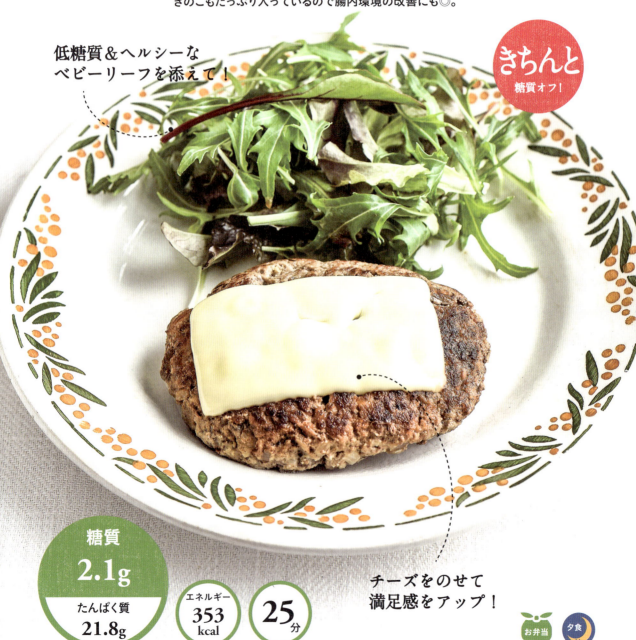

低糖質&ヘルシーな
ベビーリーフを添えて！

きちんと
糖質オフ！

チーズをのせて
満足感をアップ！

糖質 2.1g
たんぱく質 21.8g
エネルギー 353 kcal
25分

お弁当 夕食

ひき肉のメインおかず

・材料(2人分)
- 合びき肉…180g
- 塩・こしょう…各少々
- マッシュルーム…2個
- まいたけ…½パック
- 玉ねぎ…⅛個
- 溶き卵…½個分
- おから粉…大さじ2
- スライスチーズ…1枚
- オリーブオイル…大さじ½
- ベビーリーフ…1パック

おすすめ！サブおかず

ニース風サラダ→P96
[糖質3.1g]

蒸し大豆と野菜のチョップドサラダ→P98
[糖質4.2g]

うずらの卵のピクルス→P103
[糖質1.8g]

青菜のくたくた煮→P169
[糖質5.0g]

・作り方

ジューシーに仕上げるポイント！

1. 玉ねぎはみじん切り、マッシュルームとまいたけは粗く刻んで耐熱ボウルに入れる。ラップをふんわりとかけ **a**、電子レンジで1分30秒加熱して粗熱を取る。溶き卵とおから粉を混ぜ合わせておく。

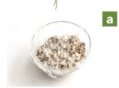

2. ボウルに合びき肉、塩、こしょうを入れてよく練り混ぜ、粘りが出たら**1**を加えて全体がなじむまでしっかりと混ぜ **b**、2等分にして小判形に成形する。

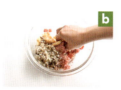

3. フライパンにオリーブオイルを中火で熱し、**2**を2分ほど焼き、焼き色がついたら裏返し **c**、弱火にして蓋をし、5分ほど蒸し焼きにする。

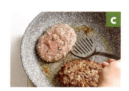

4. 最後に半分に切ったチーズをのせ、蓋をして1分ほど蒸らし、チーズが溶けてきたところで器に盛る。ベビーリーフを添える。

ハンバーグバリエ！

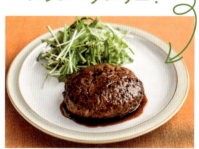

刻みもやしの照り焼きハンバーグ

・材料と作り方(2人分)

1. 溶き卵½個分とおから粉大さじ2を混ぜ合わせておく。もやし60gはひげ根を取り、粗く刻む。
2. しょうゆ小さじ4、酒小さじ1、ラカントS（顆粒)小さじ2を混ぜておく。
3. ボウルに合びき肉180g、塩・こしょう各少々を入れてよく練り混ぜ、粘りが出たら**1**を加えて全体がなじむまでしっかりと混ぜ、2等分にしてそれぞれ小判形に成形する。
4. フライパンにオリーブオイル大さじ½を熱し、**3**を左記の作り方**3**と同様に焼く。**2**を加えて照りが出るまで焼きからめ、器に盛り、刻んだ水菜適量を添える。［糖質3.0g/たんぱく質20.1g/326kcal/25分]

糖質オフ! point

**ハンバーグのつなぎ用パン粉をおから粉に！
きのこを刻んでボリューム＆食物繊維アップ**

普通のハンバーグはつなぎにパン粉を使用しますが、糖質が高め。そこでおから粉を代用しましょう。そのままだとパサつくので、水分の多いきのこを刻んで加えることで、しっとりジューシーに。きのこなら旨味や食物繊維もプラスできて一石二鳥です。

ひき肉のメインおかず

作りおき / 冷蔵 3〜4日 / 冷凍 2週間

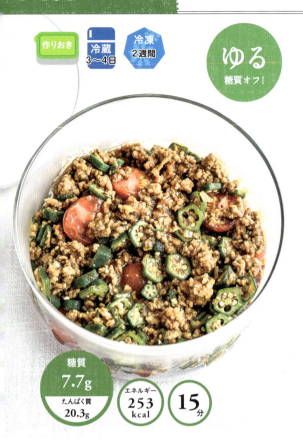

糖質 7.7g
たんぱく質 20.3g
エネルギー 253kcal
15分

ゆる 糖質オフ！

豚ひき肉とオクラのキーマカレー風

オクラのねばねばが、ほどよいとろみに！

お弁当 / 夕食

材料（作りやすい分量・4人分）
豚赤身ひき肉…360g
しょうが（みじん切り）…1かけ分
玉ねぎ（みじん切り）…1/3個分
オクラ…12本
ミニトマト…10個
カレー粉…大さじ3
A【しょうゆ小さじ2、コンソメスープの素小さじ1、トマトケチャップ・ウスターソース各大さじ1、水1/2カップ】
塩・こしょう…各少々
オリーブオイル…大さじ1

作り方
1 ミニトマトは半分に切る。オクラはガクをくるりとむき、小口切りにする。
2 フライパンにオリーブオイルとしょうが、玉ねぎを入れ、中火でしんなりするまで炒める。ひき肉とカレー粉を加えてほぐしながら炒め、なじんだらAを加えて煮る。
3 煮立ったら1を加え、汁けがほとんどなくなるまでかき混ぜながら煮て、塩、こしょうで味をととのえる。

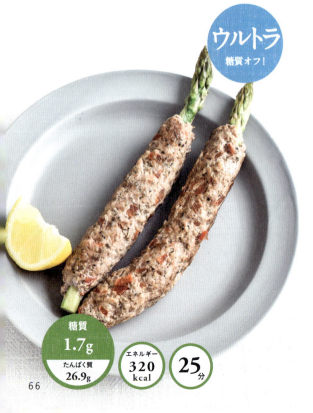

ウルトラ 糖質オフ！

糖質 1.7g
たんぱく質 26.9g
エネルギー 320kcal
25分

アスパラシシカバブー

野菜たっぷり！　クミン香るヘルシートルコ風料理

お弁当 / 夕食

材料（2人分）
グリーンアスパラガス…4〜5本
合びき肉…160g
鶏むねひき肉…100g
塩…小さじ1/3
赤パプリカ…1/4個
A【パセリ（ドライ）・おろしにんにく各小さじ1、粗びき黒こしょう・クミンパウダー各少々】
オリーブオイル…小さじ2
レモン（くし形切り）…適宜

作り方
1 ボウルに合びき肉と鶏ひき肉、塩を入れて粘りが出るまでよく混ぜ、5mm角に切ったパプリカとAを加え、よく混ぜ合わせる。
2 下半分をピーラーでむいたアスパラを芯にして、4〜5等分にした1を棒状に包み、握りしめるようにして形をととのえる。
3 フライパンにオリーブオイルを中火で熱し、2を転がしながら焼き、焼き色がついてきたら蓋をし、弱めの中火で7〜8分蒸し焼きにする。器に盛り、好みでレモンを添える。

朝食やお弁当のおかずにもなりそうなひき肉と野菜のおかず。
カレー粉やスパイスを加えると味に変化がついておすすめです。

ひき肉のメインおかず

ピーマンの肉詰め焼き
豚肉は赤身を使用。しょうがで旨味を引き出します

お弁当 / 夕食

作りおき / 冷蔵 3～4日 / 冷凍 2週間

きちんと糖質オフ！

材料（作りやすい分量・4人分）
- 豚赤身ひき肉…300g
- 塩…少々
- A【おろししょうが・しょうゆ各小さじ2、溶き卵1個分】
- ピーマン…5～6個
- 小麦粉…適量
- ごま油…大さじ1

作り方
1. ボウルにひき肉と塩を入れてよく練り混ぜ、Aを加えてさらに混ぜる。
2. ピーマンは縦半分に切って種を除き、内側に小麦粉を薄くふる。1を10～12等分にして詰める。
3. フライパンにごま油を中火で熱し、2の肉の面を下にして入れ、焼き色がつくまで焼く。蓋をして弱火にし、5分ほど蒸し焼きにする。

＊調理point＊
ピーマンの内側に小麦粉を薄くふることで、肉ダネが外れにくくなります。あとは蓋をして中までしっかり火を通して。

糖質 6.7g / たんぱく質 19.1g / エネルギー 195kcal / 20分

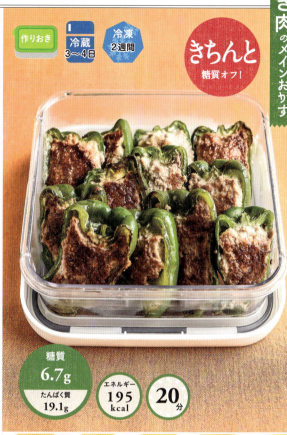

なすのせシューマイ
甘味は玉ねぎ。市販の皮の代わりになすで低糖質

お弁当 / 夕食

きちんと糖質オフ！

材料（2人分）
- なす…2本
- 豚ひき肉…200g
- 玉ねぎ（みじん切り）…1/8個分
- 片栗粉…小さじ2
- A【塩小さじ1/4、しょうゆ・オイスターソース各小さじ1】
- B【酒小さじ1、こしょう少々】
- 練りがらし…適宜

作り方
1. ボウルにひき肉とAを入れて粘りが出るまでよく混ぜ、玉ねぎとBを加えてさらに混ぜる。
2. なすは1cm厚さの輪切りにし、片栗粉をふり、その上に1を等分にして押しつけるようにのせる。
3. 耐熱皿に2を重ならないように入れ、ラップをふんわりとかけて電子レンジで5～6分加熱する。好みで練りがらしを添える。

＊おすすめ！サブおかず＊

 もやしときゅうりの中華風サラダ →P99［糖質2.9g］

 ピーマンともやしのザーサイ和え →P125［糖質2.3g］

糖質 6.6g / たんぱく質 19.2g / エネルギー 275kcal / 20分

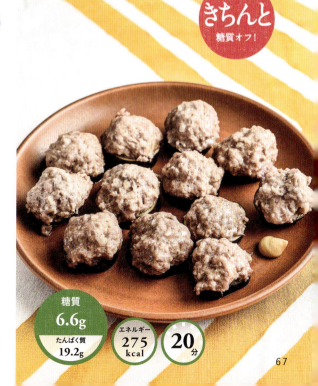

67

ハム&ソーセージのメインおかず

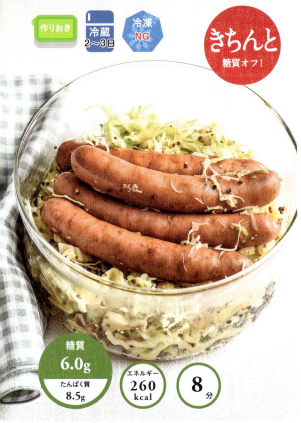

作りおき / 冷蔵 2〜3日 / 冷凍NG

きちんと 糖質オフ！

糖質 6.0g
たんぱく質 8.5g
エネルギー 260kcal
8分

ソーセージのザワークラウト

低糖質食材のソーセージとキャベツをドイツ風に

朝食 / お弁当

材料（作りやすい分量・4人分）
キャベツ…½個
ソーセージ…8本
粒マスタード…大さじ2
水…大さじ6
白ワインビネガー…大さじ2
オリーブオイル…大さじ2

作り方
1 キャベツはせん切りにする。
2 フライパンにオリーブオイルを中火で熱し、キャベツを炒める。しんなりしてきたら、ソーセージ、粒マスタードを加えてひと混ぜし、水を加えて弱火で5分ほど炒め煮にする。
3 白ワインビネガーを加えて1〜2分炒め煮にして火を止める。

保存のコツ！ 殺菌効果のある酢は、作りおきに大活躍。白ワインビネガーですっきりとした風味に。

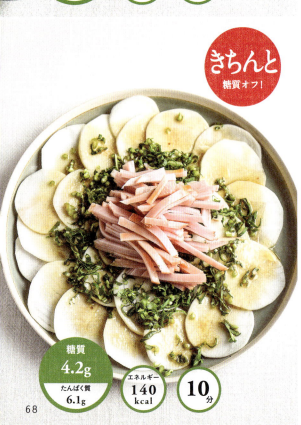

きちんと 糖質オフ！

糖質 4.2g
たんぱく質 6.1g
エネルギー 140kcal
10分

かぶとハムのカルパッチョ

低糖質で栄養価の高いかぶの食感が魅力のサラダ

夕食

材料（2人分）
かぶ…2個
かぶの茎…かぶ1個分
塩…小さじ¼
ハム…4枚
A【おろしにんにく¼かけ分、オリーブオイル大さじ1、しょうゆ・酢各小さじ1】

作り方
1 かぶは皮をむき、スライサーで薄くスライスする。かぶの茎は小口切りにし、塩もみして水けを絞る。
2 ハムは縦半分に切ってから7〜8mm幅の短冊切りにする。**A**は混ぜておく。
3 器にかぶ、かぶの茎、ハムの順に盛りつける。仕上げに**A**を回しかける。

糖質オフ！point
かぶの茎は、ビタミンやミネラルが豊富なうえに、糖質が低いので捨てずに使いましょう。青みにも◎。

加工肉も低糖質なうえ、手軽に使える食材。ただ、塩分が多いので、野菜と一緒に組み合わせて食べましょう。朝食やお弁当にぴったりです。

たけのことソーセージのペペロンチーノ

糖質の低いたけのこをシンプルなイタリア風に

朝食 / お弁当

作りおき / 冷蔵3〜4日 / 冷凍NG

きちんと 糖質オフ！

材料（作りやすい分量・4人分）
- たけのこ（ゆで）…2本
- ソーセージ…8本
- にんにく（みじん切り）…2かけ分
- 赤唐辛子（輪切り）…2本分
- 塩…小さじ2/3
- しょうゆ…小さじ1/2
- オリーブオイル…大さじ2

作り方
1. たけのこは食べやすい長さに揃えてから薄切りにする。ソーセージは斜め3〜4等分に切る。
2. フライパンにオリーブオイルとにんにくを入れて弱火にかけ、香りが出たら赤唐辛子と1を加え、中火にしてたけのこがこんがりするまで炒める。
3. 塩、しょうゆを加えて味をととのえる。

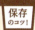
保存のコツ｜赤唐辛子のように殺菌効果の高いスパイスは、作りおきの強い味方。料理のアクセントにも◎。

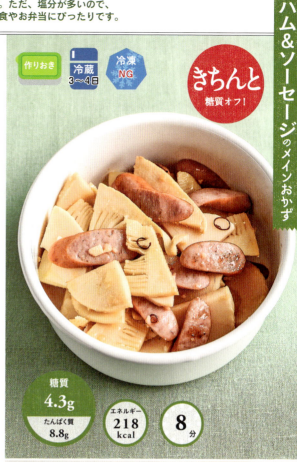

糖質 4.3g ／ たんぱく質 8.8g ／ エネルギー 218kcal ／ 8分

焼き野菜とハムのハーブ炒め

噛み応えのある野菜をハムと一緒にメイン料理に

お弁当 / 夕食

材料（2人分）
- 厚切りハム…120g
- ズッキーニ…大1/2本
- カリフラワー…80g
- ローズマリー…1本
- 塩…小さじ1/3
- こしょう…少々
- オリーブオイル…大さじ1

作り方
1. ハムは7〜8mm幅の短冊切り、ズッキーニは7〜8mm厚さの輪切り、ローズマリーは半分に折る。
2. カリフラワーは小房に分けてラップに包み、電子レンジで1分加熱する。
3. フライパンにオリーブオイル、ローズマリーを入れ、ハム、ズッキーニ、カリフラワーの順に中火で炒める。塩、こしょうで味をととのえる。

＊おすすめ！サブおかず＊

マッシュルームのミルクチーズ煮 →P91 ［糖質3.1g］

青菜のくたくた煮 →P169 ［糖質5.0g］

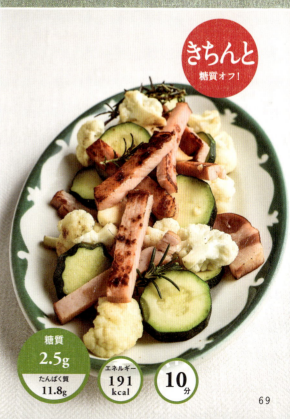

きちんと 糖質オフ！

糖質 2.5g ／ たんぱく質 11.8g ／ エネルギー 191kcal ／ 10分

ハム&ソーセージのメインおかず

切り身のメインおかず　ワインを使って仕上げる焼き方のコツ

鮭のムニエル タルタルソース

小麦粉をまぶさなくてもおいしく焼けて糖質オフ。
ゆで卵やマヨネーズを使った低糖質のタルタルソースで満足度アップ。

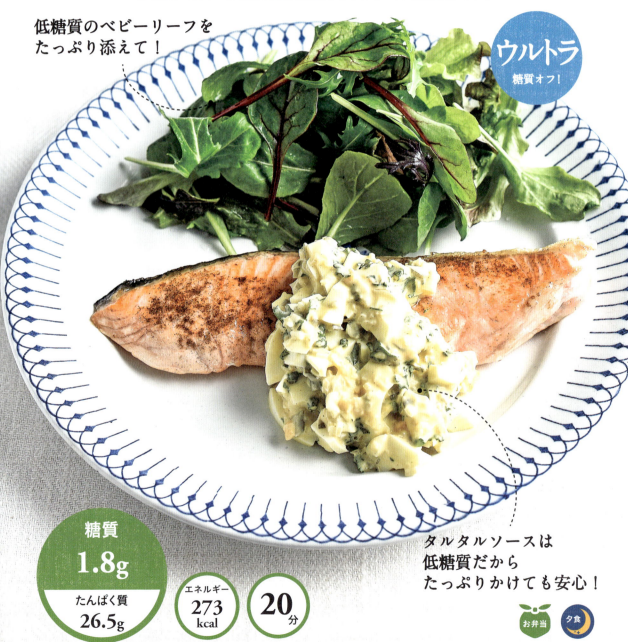

低糖質のベビーリーフを
たっぷり添えて！

ウルトラ
糖質オフ！

タルタルソースは
低糖質だから
たっぷりかけても安心！

糖質 1.8g
たんぱく質 26.5g
エネルギー 273kcal
20分

お弁当　夕食

・材料（2人分）

生鮭（切り身）…2切れ（200g）
塩・こしょう…各少々
白ワイン（辛口）…大さじ1
オリーブオイル…大さじ½
ベビーリーフ…適量

＜タルタルソース＞
ゆで卵…1個
玉ねぎ（みじん切り）…15g
きゅうりのピクルス（みじん切り）…15g
パセリ（みじん切り）…大さじ1
マヨネーズ…小さじ4
マスタード…小さじ1
塩・こしょう…各少々

おすすめ！サブおかず

長ねぎとベーコンのクリームグラタン→P91
［糖質3.8g］

ハムとオクラのコンソメゼリーサラダ→P97
［糖質1.2g］

たことセロリのすだちマリネ→P100
［糖質1.5g］

アンチョビきのこソテー→P170
［糖質2.9g］

切り身のメインおかず

・作り方
1 鮭はペーパータオルに挟んで余分な水けを取り a 、塩、こしょうをふる。
2 フライパンにオリーブオイルを強めの中火で熱し、鮭をこんがりと両面を焼き b 、白ワインをふり入れ c 、アルコールを飛ばして焼き上げ、器に盛る。
3 ＜タルタルソース＞を作る。ゆで卵の殻をむいて粗く刻み、ボウルに入れて残りのタルタルソースの材料を加え、よく混ぜ合わせる。
4 鮭にかけ、ベビーリーフを添える。

魚の臭みを取るポイント！

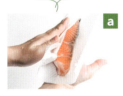
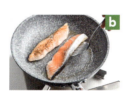
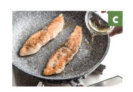

鮭のムニエルバリエ！

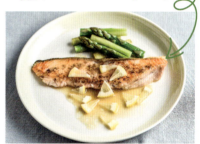

鮭のムニエル レモンバターソース

・材料と作り方（2人分）
1 生鮭（切り身）2切れ（200g）は、左記の作り方1と同様にする。グリーンアスパラガス4〜6本は2〜3等分に切る。
2 フライパンにオリーブオイル小さじ1を中火で熱し、鮭の両面を焼き色がつくまで焼き、あいたところでアスパラを焼き、器に盛る。
3 フライパンを再び弱めの中火にかけ、レモン汁小さじ2と白ワイン（辛口）大さじ1を入れて沸騰させ、バター30gを少しずつ加えながら混ぜて溶かし、塩・こしょう各少々で味をととのえ、レモンの輪切り1枚を小さめに切って加えてソースを作り、鮭にかける。［糖質1.7g／たんぱく質23.2g／283kcal／20分］

糖質オフ！point

マヨネーズたっぷりのタルタルソースをかけた旨味＆コクがリッチな一皿

生鮭は小麦粉はまぶさず、そのままこんがりと焼くことで糖質オフ！ また、高カロリー調味料として、ダイエット中は避けられがちなマヨネーズも糖質は低いから使ってOK！ ゆで卵や玉ねぎ、ピクルスなどを刻んだ本格的タルタルソースも罪悪感なしです。

切り身のメインおかず

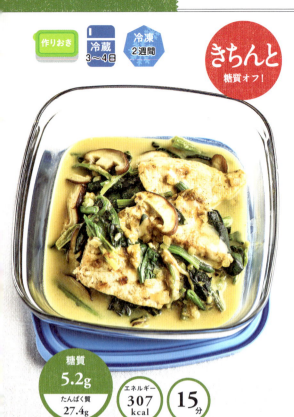

作りおき / 冷蔵 3〜4日 / 冷凍 2週間

きちんと 糖質オフ！

糖質 5.2g
たんぱく質 27.4g
エネルギー 307kcal
15分

かじきまぐろのチーズカレー煮

ピザ用チーズでコクを出した糖質オフのカレー煮

夕食

材料（作りやすい分量・4人分）
- かじきまぐろ(切り身)…4切れ(400g)
- A【塩・こしょう各少々、カレー粉小さじ2】
- 玉ねぎ(みじん切り)…1/3個分
- にんにく(みじん切り)…2かけ分
- しいたけ(薄切り)…4枚分
- ほうれん草…1束
- ピザ用チーズ…80g
- カレー粉…大さじ2
- B【コンソメスープの素・しょうゆ各小さじ2、水1カップ】
- オリーブオイル…大さじ1

作り方
1. かじきまぐろは余分な水けを取り、3〜4等分に切る。Aの塩、こしょうをふってカレー粉を薄くまぶす。ほうれん草は3〜4cm長さに切る。
2. フライパンにオリーブオイルを中火で熱し、玉ねぎとにんにくをしんなりするまで炒め、かじきまぐろを加えて表面を焼きつけ、カレー粉としいたけを加えて油がなじむ程度に炒める。
3. Bを加えて蓋をし、7〜8分蒸し煮にする。ほうれん草を加えてひと煮し、チーズを加えてひと混ぜし、溶けてきたら、塩、こしょう各少々（分量外）で味をととのえる。

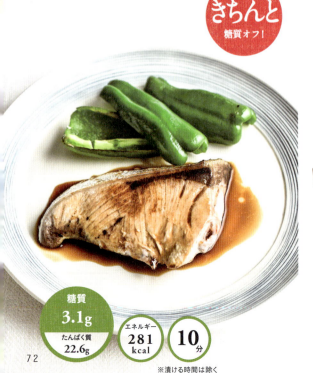

きちんと 糖質オフ！

糖質 3.1g
たんぱく質 22.6g
エネルギー 281kcal
10分
※漬ける時間は除く

ぶりの照り焼き、ピーマン添え

甘さが魅力の照り焼きにはラカントがおすすめ

お弁当 / 夕食

材料（2人分）
- ぶり(切り身)…2切れ(200g)
- ピーマン…3個
- A【しょうゆ・ラカントS（顆粒）各大さじ1、酒大さじ1/2】

作り方
1. ぶりは余分な水けを取り、混ぜ合わせたAに漬け、時々上下を返して10分ほどおく。ピーマンは縦半分に切ってヘタと種を除く。
2. フライパンにオーブン用シートを敷き、汁けをきったぶりをのせ、弱めの中火で両面を焼く。あいたスペースにピーマンを入れ、上下を返しながら焼き目がつくまで焼き、取り出す。
3. 一度ぶりを取り出し、オーブン用シートを取り除いて火を止め、ぶりの漬けダレを入れて再度中火でアルコールを飛ばし、ぶりを戻してタレをからめる。器に盛り、ピーマンを添える。

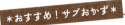
おすすめ！サブおかず

しらたきとじゃこ、きゅうりの酢の物→P93
[糖質1.3g]

揚げ野菜のチーズまぶし→P171
[糖質3.4g]

低糖質でDHA&EPAが豊富な魚は、切り身なら気軽に調理できるので積極的に取り入れましょう。ぶり照りもラカントを使って糖質オフ！

切り身のメインおかず

たらの青のりチーズピカタ
青のり、卵とチーズの低糖質衣で作るピカタ

朝食／お弁当

材料（作りやすい分量・4人分）
- 生たら（切り身）…4切れ（400g）
- ブロッコリー…2/3個
- 卵…4個
- A【粉チーズ大さじ6、青のり小さじ4、塩・こしょう各少々】
- サラダ油…大さじ2

作り方
1. たらは余分な水けを取り、一口大に切る。ブロッコリーは小房に分ける。
2. ボウルに卵を割りほぐし、Aを加えてよく混ぜる。
3. たらとブロッコリーを2にからめ、サラダ油を熱したフライパンに入れて中火で焼き、焼き目がついたら2の残っている卵液をたらしてからめ、裏に返す。
4. 蓋をして弱めの中火で3〜4分焼く。

糖質オフ！point
ケチャップなどをかけたくなりますが、風味豊かな青のりと粉チーズを加えれば、そのままでもおいしくいただけます。

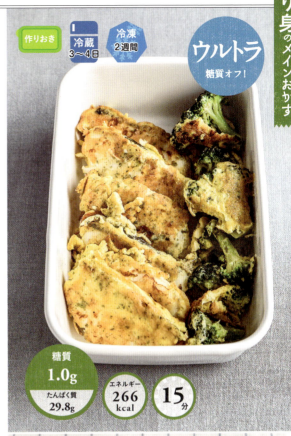

作りおき／冷蔵3〜4日／冷凍2週間

ウルトラ糖質オフ！

糖質 1.0g ／ たんぱく質 29.8g ／ エネルギー 266kcal ／ 15分

アンチョビレモンアクアパッツァ
鯛と野菜の旨味を引き出して。もてなしにも◎

夕食

材料（2人分）
- 鯛（骨つき切り身）…2切れ（正味200g）
- 塩・こしょう…各少々
- あさり（殻つき）…200g
- かぶ…2個
- ミニトマト…6個
- スナップえんどう（筋を取る）…6本
- 国産レモン（薄い半月切り）…1/3個分
- A【アンチョビフィレ（粗みじん切り）2切れ分、にんにく（薄切り）1かけ分】
- 白ワイン（辛口）…1/4カップ
- オリーブオイル…大さじ1
- 水…適量

作り方
1. 鯛は余分な水けを取り、塩、こしょうをふる。あさりは砂抜きしてよく洗う。かぶは茎を少し残して切り落とし、4〜6等分に切る。
2. 深めのフライパンにオリーブオイルとAを入れて弱火にかけ、香りが出たら鯛を加え、中火にして表面を焼く。あさりと白ワインを加えてアルコールを飛ばし、かぶを加え、かぶる程度の水を注ぎ、蓋をして5〜6分蒸し煮にする。
3. ミニトマトとスナップえんどうを加えて2〜3分煮、鯛や野菜に火が通ったらレモンを散らして塩、こしょうで味をととのえる。

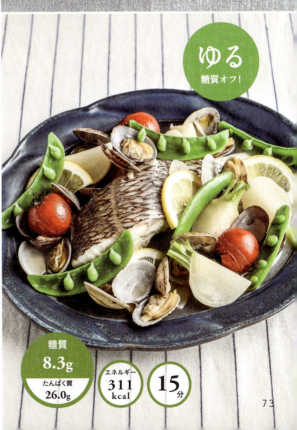

ゆる糖質オフ！

糖質 8.3g ／ たんぱく質 26.0g ／ エネルギー 311kcal ／ 15分

魚介のメインおかず 簡単にできる揚げ物のコツ

ブロッコリーえびマヨ

小麦粉の代わりにおから粉を加えた衣は、カリッと食感よくヘルシーに。
低糖質のマヨネーズは、えびとブロッコリーによく合います。

きちんと
糖質オフ！

えびもマヨネーズも
うれしい低糖質！

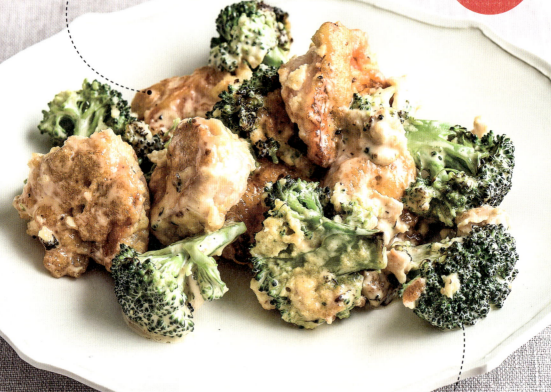

糖質
3.7g
たんぱく質
24.0g

エネルギー
330 kcal

20 分

ブロッコリーをプラスして
栄養バランスよく！

 お弁当 夕食

おすすめ！サブおかず

大豆もやしとわかめの
ナムル→P93
[糖質1.0g]

もやしときゅうりの
中華風サラダ→P99
[糖質2.9g]

にんじんときくらげの
炒めマリネ→P101
[糖質4.3g]

かに缶ねぎ玉→P163
[糖質2.2g]

・材料（2人分）
えび…12尾（180g）
A【酒小さじ1、塩・こしょう各少々】
ブロッコリー…1/3個
卵…1個
おから粉…大さじ1～2
B【マヨネーズ大さじ4、牛乳小さじ2、トマトケチャップ小さじ1】
揚げ油…適量

・作り方

1 えびは殻と尾を取り、背に切り込みを入れて背ワタを取り a 、Aをもみ込む。ブロッコリーは小房に分ける。

2 ボウルに卵を溶きほぐし、おから粉を加えて混ぜ b 、1のえびとブロッコリーをからめる。

3 フライパンに1cm深さの揚げ油を強めの中火で熱し、2を揚げ焼きにする c 。

4 ボウルにBを入れて混ぜ、3が熱いうちに油をきって加え、全体を大きく混ぜてからめる。

魚の臭みを取るポイント！

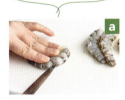
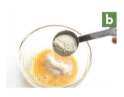
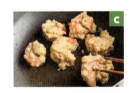

えびマヨバリエ！

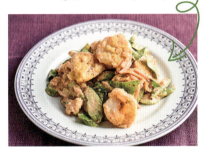

キムチえびマヨサラダ

・材料と作り方（2人分）

1 えび12尾は左記の作り方1と同様にする。セロリ1本は、葉は粗く刻み、茎は斜め薄切りにする。

2 ボウルに溶き卵1/2個分とおから粉大さじ1を入れて混ぜ、えびをからめる。

3 左記の作り方3と同様にえびを揚げ焼きにし、取り出したらセロリをさっと炒める。

4 ボウルにマヨネーズ大さじ3、牛乳大さじ1、トマトケチャップ小さじ1、塩小さじ1/4、刻んだ白菜キムチ60gを入れて混ぜ合わせ、3の油をきって加え、全体を大きく混ぜてからめる。[糖質4.8g／たんぱく質21.1g／322kcal／20分]

糖質オフ！point

**中国料理のえびマヨも食べられる？！
コクとボリューム満点のおかずでやせる！**

衣がたっぷりついたえびのフリッターに、マヨネーズ＆ケチャップソースをからめたこってりな一品も、ちょっとした一工夫で糖質オフ！ 高糖質の小麦粉をおから粉にかえて、ケチャップは少量に。ブロッコリーも一緒に加えて栄養バランスも満点です。

魚介のメインおかず

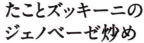

たことズッキーニのジェノベーゼ炒め

低糖質で旨味たっぷりのたこをバジルソースで

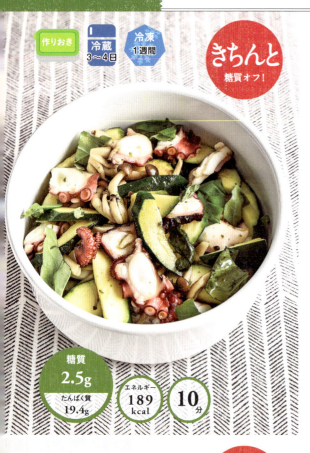

糖質 2.5g
たんぱく質 19.4g
エネルギー 189kcal
10分

材料（作りやすい分量・4人分）
- ゆでだこ（足）…大2本（300g）
- ズッキーニ…1本
- しめじ…2パック
- ジェノベーゼソース…100g
- レモン（くし形切り）…¼個分
- バジルの葉…8〜10枚

※ジェノベーゼソース
バジルの葉60g、EXバージンオリーブオイル½カップ、パルメザンチーズ大さじ4、にんにく1かけ、松の実20g、塩小さじ1・⅓をミキサーで撹拌する。

作り方
1. たこは一口大のそぎ切り、ズッキーニは縦半分に切ってから斜め薄切りにする。しめじは小房に分ける。
2. フライパンにジェノベーゼソースを中火で温め、1をさっと炒め、水小さじ1（分量外）をふり入れて蓋をし、2〜3分蒸し焼きにする。
3. 蓋を取り、強めの中火で水分を飛ばし、全体にからむように炒め合わせる。火を止めて器に盛り、レモンを搾りながら回しかけ、バジルの葉をちぎって散らす。

いかときくらげ、きゅうりのしょうが炒め

いかときゅうりの噛み応えで満足感アップ

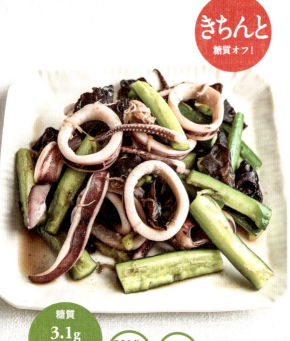

糖質 3.1g
たんぱく質 20.9g
エネルギー 174kcal
15分

材料（2人分）
- いか…1杯（220g）
- きくらげ（乾燥）…2g
- きゅうり…2本
- しょうが…1かけ
- A【鶏がらスープの素小さじ⅓、湯大さじ2、酒大さじ1、塩小さじ¼】
- ごま油…大さじ1

糖質オフ！ point
糖質ほぼゼロのいかは、食感がよく、満足感を得やすい食材です。代わりにえびで作っても◎。

作り方
1. いかは内臓と軟骨を取り除き、胴は5mm幅の輪切り、足は目と口ばしを切り落として食べやすい大きさに切り分ける。きくらげは水に浸けて戻す。
2. きゅうりは包丁の腹で叩き割り、4〜5cm幅に切る。しょうがはせん切りにする。
3. フライパンにごま油としょうがを入れて中火で炒め、香りが出たら、いかを加えて強火で炒める。
4. いかの色が変わってきたら、水けをきったきくらげときゅうりを加えて炒め、つやが出たら、Aを加えてつやが出て汁けがほとんどなくなるまで炒め合わせる。

※戻す時間は除く

低糖質なうえ、低脂肪で噛み応えのあるたこ、いか、えびはダイエット中に欠かせない食材。ツナ缶も常備しておくと便利です。

魚介のメインおかず

もやしとツナのヤムウンセン風
切り干し大根で食感よく！　タイ風おかずサラダ

お弁当／夕食

材料（作りやすい分量・4人分）
- もやし…½袋
- 切り干し大根…10g
- 紫玉ねぎ…⅓個
- きゅうり…1本
- ツナ水煮缶…小2缶（140g）
- パクチー…2枝
- A【にんにく（みじん切り）1かけ分、レモン汁・ナンプラー各大さじ1、ラカントS（顆粒）小さじ1、ごま油小さじ½、鶏がらスープの素小さじ¼、赤唐辛子（輪切り）1本分】

作り方
1. 切り干し大根は水に浸けて戻す。鍋に湯を沸かし、ひげ根を取ったもやしをゆでて水けをしっかりときる。
2. 紫玉ねぎは薄切り、きゅうりは斜め薄切りにしてからせん切りにする。
3. ボウルにAを入れてよく混ぜ、汁をきったツナと切り干し大根、もやしを加えて混ぜ合わせ、なじんだら2を加えてさっくりと混ぜ、刻んだパクチーをのせる。

保存のコツ！ ツナの缶汁はしっかりときりましょう。レモン汁、赤唐辛子は保存性アップの効果があります。

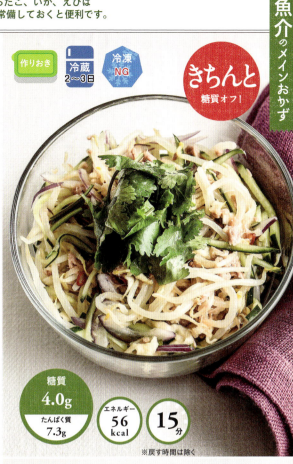

きちんと糖質オフ！
作りおき／冷蔵2〜3日／冷凍NG
糖質 4.0g ／ たんぱく質 7.3g ／ エネルギー 56kcal ／ 15分
※戻す時間は除く

えびのから揚げ
カリッとした低糖質のおから衣でえびをおいしく

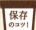
お弁当／夕食

材料（2人分）
- えび…12尾（200g）
- おから粉…大さじ2〜3
- 中華スープの素…小さじ1
- 揚げ油…適量
- ベビーリーフ…大1パック
- レモン（くし形切り）…適量

作り方
1. えびは尾を残して殻をむき、背に切り込みを入れて背ワタを取る。
2. ポリ袋に1と中華スープの素を入れてもみ込み、おから粉を加えて全体に粉をまぶしつける。
3. 揚げ油を170℃に熱し、2をこんがりするまで4〜5分揚げ、ベビーリーフを敷いた器に盛り、レモンを添える。

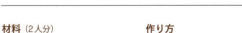

おすすめ！サブおかず

ピーマンともやしのザーサイ和え →P125 [糖質2.3g]

さば缶のエスニックサラダ →P160 [糖質4.3g]

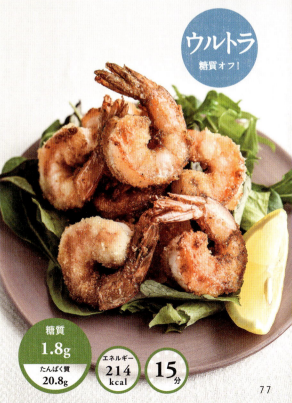

ウルトラ糖質オフ！
糖質 1.8g ／ たんぱく質 20.8g ／ エネルギー 214kcal ／ 15分

卵のメインおかず | ふわとろで見た目もきれいな包み方のコツ

ミートオムレツ

具がたっぷり入った満足度の高いミートオムレツ。
牛肉の濃厚な旨味で食欲が満たされる一品です。

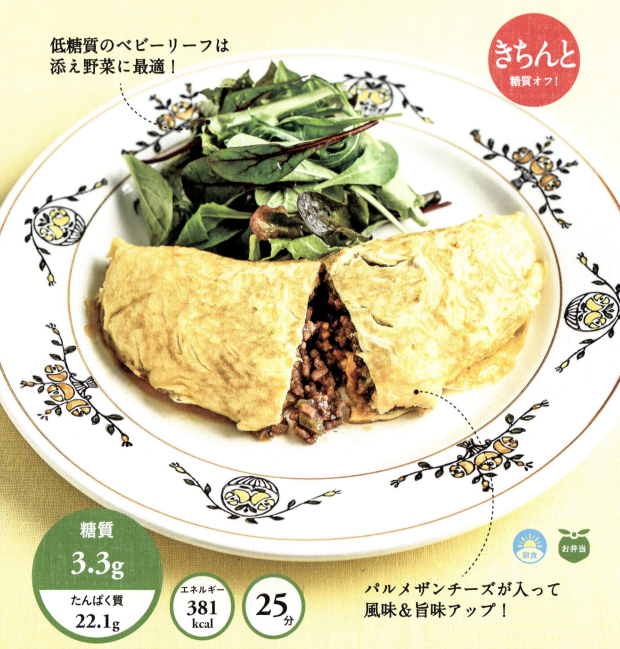

低糖質のベビーリーフは添え野菜に最適！

きちんと糖質オフ！

パルメザンチーズが入って風味＆旨味アップ！

糖質 3.3g
たんぱく質 22.1g
エネルギー 381 kcal
25分

朝食 / お弁当

卵のメインおかず

・材料（2人分）
- 卵…3個
- パルメザンチーズ…大さじ1
- 牛乳…大さじ2
- 牛ひき肉…120g
- 玉ねぎ…1/6個
- ピーマン…1個
- A【トマトピューレ小さじ2、塩・こしょう各少々、ナツメグ適宜】
- オリーブオイル…大さじ1/2
- バター…10g
- ベビーリーフ…適量

＊おすすめ！サブおかず＊

マッシュルームのミルクチーズ煮→P91
[糖質3.1g]

ブロッコリーとエリンギのシーザードレサラダ→P97
[糖質2.6g]

ズッキーニとくるみのクリームチーズ和え→P124
[糖質2.3g]

なすのベーコンレンジ蒸し→P126
[糖質2.3g]

・作り方

1. 玉ねぎとピーマンは粗みじん切りにする。
2. フライパンにオリーブオイルを中火で熱し、1をしんなりするまで炒める。ひき肉を加え、肉の色が変わって水分が飛ぶまで炒めたら、Aを加えて炒め合わせる。
3. ボウルに卵を溶きほぐし、パルメザンチーズと牛乳を加えてよく混ぜる。
4. フライパンにバター5gを強火で熱し、3の半量を流し入れる。半熟状に焼けてきたら a 、弱火にして2の半量を手前半分にのせ b 、卵を折り返して包み込み c 、器に滑らせるようにして盛る。同様にもう1個作る。ベビーリーフを添える。

ふわとろに焼き上げるポイント！

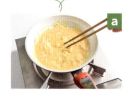
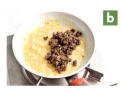
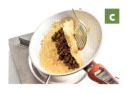

オムレツバリエ！

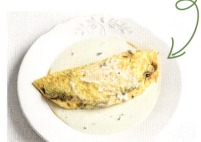

きのこのオムレツ ブルーチーズソース

・材料と作り方（2人分）

1. ベーコン1枚は細切り、マッシュルーム4個は薄切り、まいたけ1/2パックは小さめにほぐす。
2. フライパンにオリーブオイル大さじ1/2を中火で熱し、1をしんなりするまで炒め、塩・こしょう各少々で味をととのえて一度器にとる。
3. ボウルに卵4個を溶きほぐし、塩・こしょう各少々を加えてよく混ぜる。
4. フライパンにバター5gを強火で熱し、左記の作り方4と同様に3で2を包む。
5. あいたフライパンに生クリーム・牛乳各1/4カップ、ブルーチーズ40gを入れて弱めの中火でかき混ぜ、チーズが溶けたらオムレツにかける。[糖質3.1g／たんぱく質20.4g／434kcal／15分]

＊糖質オフ！point＊

卵はビタミンC以外の栄養素を全て含む優秀食材！コレステロールは気にしない！

卵は高コレステロールだから、1日1個までといわれてきましたが、近年、食事で摂取するコレステロールの影響は少ないことがわかっています。栄養満点で経済的な卵こそ、1日2個以上食べてOK！朝食はもちろん、お弁当にも取り入れましょう。

卵のメインおかず

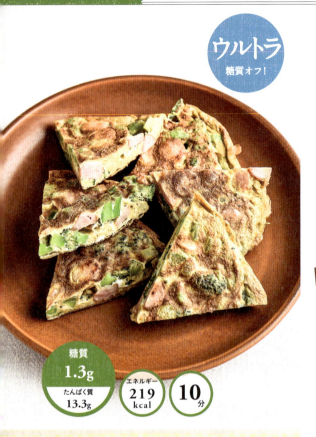

ウルトラ糖質オフ!

カレー風味のトルティージャ
ブロッコリーとソーセージのスパイシー卵料理

朝食／お弁当

材料（2人分）
- 卵…3個
- ブロッコリー…3〜4房
- ウインナーソーセージ…2本
- A【カレー粉・クミンパウダー各小さじ1弱、塩小さじ1/3】
- オリーブオイル…大さじ1/2

作り方
1. ブロッコリーはラップに包み、電子レンジで1分加熱し、粗みじん切りにする。ソーセージは3〜4mm厚さの輪切りにする。
2. ボウルに卵を割り入れ、Aを加えてよく溶き混ぜ、1を加えてよく混ぜる。
3. 小さめのフライパンにオリーブオイルを中火で熱し、温まったら2を一度に加える。まわりが固まってきたらフライ返しで形をととのえながら3分ほど焼き、裏返して弱めの中火で3分ほど焼く。粗熱が取れたら、食べやすい大きさに切り分ける。

おすすめ！サブおかず

オクラとしめじのサブジ →P171
[糖質4.5g]

糖質 **1.3g**　たんぱく質 **13.3g**　エネルギー **219kcal**　**10分**

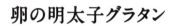

卵の明太子グラタン
明太子マヨとチーズをかけて焼けば濃厚な一品に

朝食／夕食

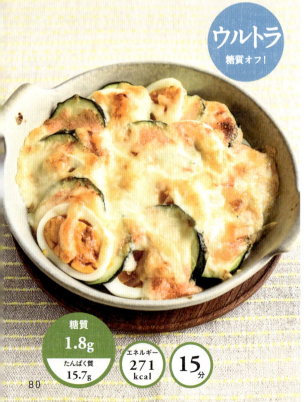

ウルトラ糖質オフ!

材料（2人分）
- ゆで卵…2個
- ズッキーニ…1/2本
- 明太子…1/4腹
- マヨネーズ…大さじ2
- ピザ用チーズ…50g

作り方
1. ズッキーニは7〜8mm厚さの輪切りにする。ゆで卵は薄めの輪切りにする。
2. 明太子は薄皮を取ってほぐし、マヨネーズを混ぜておく。
3. 耐熱皿にズッキーニ、ゆで卵を交互に並べ、2とチーズをかける。オーブントースターで7〜8分焼く。

糖質オフ！point

ホワイトソースを作らなくても、ゆで卵、マヨネーズ、チーズを使えば、満足度の高いグラタンに仕上がります。

糖質 **1.8g**　たんぱく質 **15.7g**　エネルギー **271kcal**　**15分**

ビタミンCの豊富な野菜と組み合わせると栄養的にはパーフェクト。
また、卵のたんぱく質量は少なめだから、加工肉や魚介類と一緒に。

卵のメインおかず

エスニック風にら玉

卵液にナンプラーを加えることでエスニック風に

朝食／夕食

材料（2人分）
卵…2個
にら…½束
むきえび…6〜8尾（120g）
ナンプラー…小さじ1
ごま油…小さじ2
パクチー…1枝（適宜）

作り方
1 にらは4〜5cm長さに切る。
2 ボウルに卵を割り入れ、ナンプラーを加えてよく溶き混ぜる。
3 フライパンにごま油を強火で熱し、えびを炒める。焼き色がついてきたら、にらを加えてさっと炒める。
4 2を3に流し入れ、大きな円を描くように手早く炒める。半熟の状態で器に盛り、好みでざく切りにしたパクチーをのせる。

＊糖質オフ！point＊
低糖質食材のえびは、殻や背ワタを取ったりと面倒なことも。むきえびを使えば、簡単に摂取することができます。

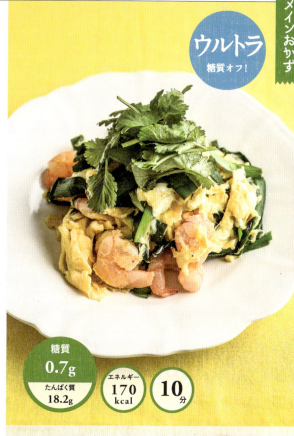

ウルトラ 糖質オフ！

糖質 0.7g　たんぱく質 18.2g　エネルギー 170kcal　10分

桜えびと刻みキャベツの卵焼き

桜えびが香ばしい！ キャベツがぎっしりの卵焼き

朝食／お弁当

材料（2人分）
卵…3個
桜えび…8g
キャベツ…100g
A【だし汁大さじ2、ラカントS（顆粒）・しょうゆ各小さじ1、塩小さじ¼】
サラダ油…小さじ2

作り方
1 キャベツは粗みじん切りにする。
2 ボウルに卵を溶きほぐし、Aを加えて混ぜ、1と桜えびを加えて混ぜ合わせる。
3 卵焼き器を中火で熱し、サラダ油をなじませてから2の⅓量を流し入れ、全体に卵液を広げる。まわりが固まってきたら手前に向かって巻き込み、巻いた卵を奥に移し、あいたところにサラダ油を塗り広げ、残りの2の½量を流し入れ、手前に巻く。同様に残りの2を流し入れて焼く。粗熱が取れたら、食べやすい大きさに切り分ける。

＊おすすめ！サブおかず＊

きのこといんげんのしょうが煮
→P126
［糖質4.0g］

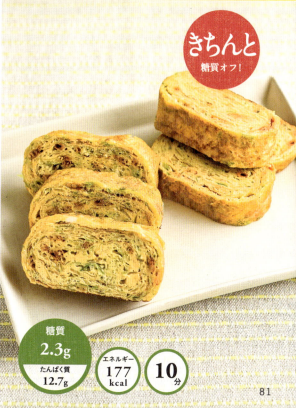

きちんと 糖質オフ！

糖質 2.3g　たんぱく質 12.7g　エネルギー 177kcal　10分

81

大豆製品のメインおかず

トッピングで豆腐をおいしく食べる

具だくさん奴

低カロリーで低糖質な食材の代表といえば、豆腐。お腹が空いたときにすぐに食べられる冷や奴＆温奴は、たっぷりの具をのせて満足度をアップするのがポイント。

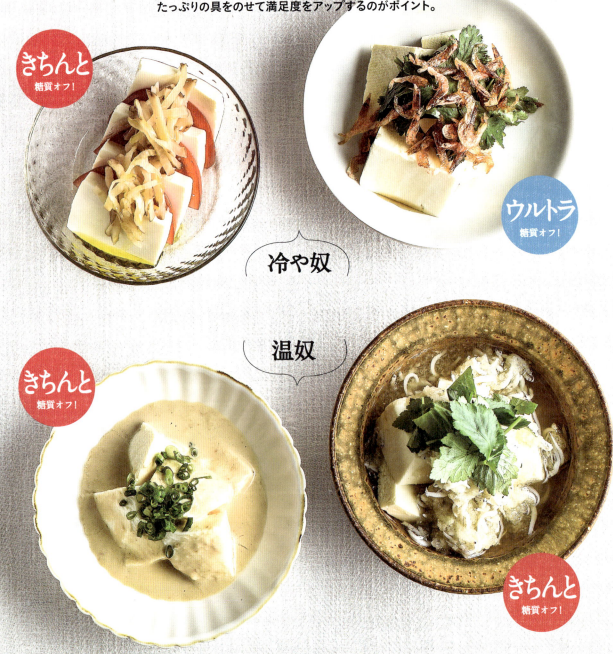

冷や奴

温奴

豆腐を冷たいまま食べる「冷や奴」と豆腐を温めて食べる「温奴」。どちらもシンプルながらに豆腐のおいしさを引き出します。

大豆製品のメインおかず

冷や奴バリエ

いぶり奴
いぶりがっこの香りで定番豆腐を上品に

夕食

材料（2人分）
- 絹ごし豆腐…小1丁（200g）
- トマト…大1個
- いぶりがっこ…5cm程度
- オリーブオイル…大さじ1

作り方
1. 豆腐はペーパータオルを二重にして包み、20分ほど水きりをして3～4mm厚さに切る。トマトは縦半分に切ってから薄切り、いぶりがっこはせん切りにする。
2. 器に豆腐、トマトを交互に並べ、いぶりがっこをのせる。オリーブオイルを回しかける。

 糖質 5.8g／たんぱく質 6.0g
 エネルギー 135kcal
 5分
※水きり時間は除く

パクチー奴
ナンプラーでアジア風。パクチーは三つ葉でも

夕食

材料（2人分）
- 木綿豆腐…小1丁（200g）
- パクチー…1枝
- 桜えび…大さじ2
- ナンプラー…小さじ1～2
- ごま油…小さじ4

作り方
1. 豆腐は一口大に切る。パクチーは1cm幅に切る。
2. 器に豆腐を盛り、ナンプラーをかけ、パクチーをのせる。
3. フライパンにごま油、桜えびを入れて強火にかけ、香ばしい香りがしてきたら2にかける。

 糖質 1.4g／たんぱく質 8.3g
 エネルギー 118kcal
 5分

温奴バリエ

ごま豆乳温奴
ごま風味の豆乳で煮た豆腐はなめらかで奥深い

 夕食

材料（2人分）
- 絹ごし豆腐…小1丁（200g）
- 万能ねぎ…少々
- **A**【無調整豆乳1カップ、みそ・白練りごま各小さじ1、鶏がらスープの素小さじ½】

作り方
1. 耐熱ボウルに**A**を入れてよく混ぜ合わせる。
2. 1に豆腐をスプーンですくい入れ、ラップをかけて電子レンジで3分30秒加熱する。
3. 器に盛り、刻んだ万能ねぎをのせる。

 糖質 5.7g／たんぱく質 9.6g
 エネルギー 128kcal
 8分

しらすとみぞれの和風温奴
電子レンジでできる大根おろしたっぷりの湯豆腐

 夕食

材料（2人分）
- 絹ごし豆腐…小1丁（200g）
- 三つ葉…⅓束
- **A**【大根おろし正味150g、しらす干し20g、だし汁½カップ、しょうゆ小さじ1】

作り方
1. 豆腐は一口大に切る。三つ葉は1cm長さに切る。
2. 耐熱ボウルに**A**、豆腐を入れ、ラップをかけて電子レンジで3分30秒加熱する。器に盛り、三つ葉をのせる。

 糖質 4.3g／たんぱく質 7.9g
 エネルギー 85kcal
 8分

大豆製品のメインおかず

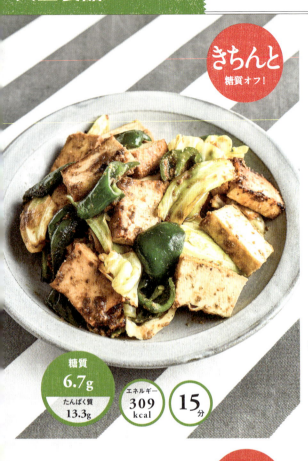

きちんと糖質オフ！

厚揚げとキャベツのごまみそ炒め

ガッツリ味なのに低糖質！ 厚揚げでヘルシーに

お弁当 / 夕食

材料（2人分）
- 厚揚げ…1枚（180g）
- キャベツ…100g
- ピーマン…4個
- マヨネーズ…大さじ2
- A【酒・みそ・白すりごま各大さじ1、しょうゆ小さじ1】
- ごま油…小さじ1

作り方
1. 厚揚げは縦半分に切ってから1cm幅に切り、キャベツとピーマンは一口大に切る。
2. フライパンにごま油とマヨネーズを入れて中火で熱し、マヨネーズが少し溶けてきたら厚揚げとキャベツを加えてさっと炒め合わせ、ピーマンを加えて蓋をし、1～2分蒸らして火を通す。
3. キャベツがしんなりしたら、Aを加え、強めの中火で全体を大きく混ぜながら炒め合わせる。

＊糖質オフ！point＊
厚揚げは、豆腐よりも糖質が低く、食べ応えがあります。水きりしなくていいので、手軽に作れるのもうれしいところ。

糖質 6.7g / たんぱく質 13.3g / エネルギー 309kcal / 15分

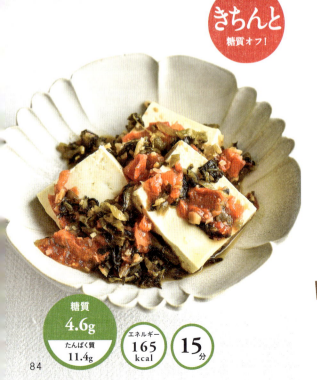

きちんと糖質オフ！

豆腐の高菜煮

高菜とトマトの旨味がしみ込んだヘルシー豆腐煮

夕食

材料（2人分）
- 木綿豆腐…1丁（300g）
- 高菜漬け…60g
- トマト…½個
- しょうが（みじん切り）…1かけ分
- 赤唐辛子（輪切り）…⅓本分
- A【酒大さじ1、ナンプラー小さじ½～1、水½カップ】
- ごま油…大さじ½

作り方
1. 豆腐はペーパータオルを二重にして包み、耐熱皿にのせて電子レンジで4分加熱し、水けをきって食べやすい大きさに切る。高菜はざく切り、トマトは粗く刻む。
2. フライパンにごま油としょうがを入れて中火で熱し、香りが出たら高菜と赤唐辛子を加えて汁けを飛ばすように炒める。
3. 豆腐とA、トマトを加え、汁けがほとんどなくなるまで煮込む。

糖質 4.6g / たんぱく質 11.4g / エネルギー 165kcal / 15分

＊おすすめ！サブおかず＊

さば缶のエスニックサラダ→P160 ［糖質4.3g］

かに缶ねぎ玉→P163 ［糖質2.2g］

大豆や豆腐、厚揚げなどを使ったボリュームおかず。
豆腐自体は、あっさりとした味なので、揚げたり煮たりして満足度をアップさせて。

大豆製品のメインおかず

お豆腐から揚げ

豆腐におから粉を混ぜ、紅しょうがでアクセント

お弁当 / 夕食

材料（2人分）
- 木綿豆腐…1丁（300g）
- 鶏ひき肉…100g
- 青じそ…8枚
- 紅しょうが…20g
- 塩…小さじ½
- 溶き卵…½個分
- おから粉…大さじ3
- 揚げ油…適量
- しし唐辛子…8〜10本

＊糖質オフ！point＊
おから粉を混ぜることで、腹持ちがよくなります。食物繊維が豊富でお腹にも◎。

作り方
1. 豆腐はペーパータオルを二重にして包み、耐熱皿にのせて電子レンジで4分加熱し、200〜250g程度になるまで水きりをする。青じそはせん切り、紅しょうがはみじん切りにする。
2. ボウルにひき肉、塩を入れてよく練り混ぜ、豆腐を手で崩しながら加え、青じそと紅しょうが、溶き卵、おから粉を加えてよく練り混ぜる。
3. 2を一口大に丸め、180℃の揚げ油でこんがりときつね色になるまで3〜4分揚げる。切り込みを入れたしし唐辛子をさっと揚げ、器に盛り合わせる。

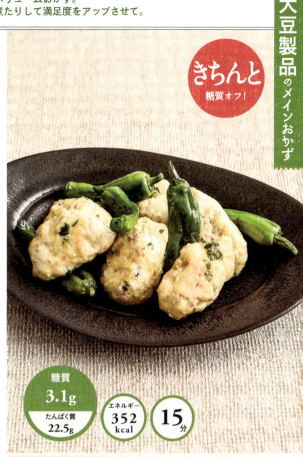

きちんと糖質オフ！

糖質 3.1g / たんぱく質 22.5g / エネルギー 352kcal / 15分

鶏手羽中と大豆の煮物

こっくりとした煮物なのに、糖質オフだから安心！

朝食 / お弁当

材料（2人分）
- 鶏手羽中（鶏スペアリブ）…10本
- しょうゆ…小さじ1
- たけのこ（水煮）…¼本
- にんじん…⅓本
- しょうが…½かけ
- 大豆水煮…120g
- A【酒大さじ2、しょうゆ大さじ1・½、ラカントS（顆粒）小さじ4、水1カップ】
- ごま油…大さじ½

作り方
1. 手羽中はしょうゆをもみ込む。たけのことにんじんは1cm角に切り、しょうがはみじん切りにする。
2. 鍋にごま油としょうがを入れて弱火にかけ、香りが出たら手羽中の皮目を下にして入れ、焼き目をつける。
3. たけのことにんじんを加えてさっと炒め、Aを加えて混ぜ、煮立ったら大豆を加えて軽く混ぜ、落とし蓋をする。煮立ったら弱火にして10分ほど煮、落とし蓋を取り、全体を混ぜながら汁けがほぼなくなる程度まで煮る。

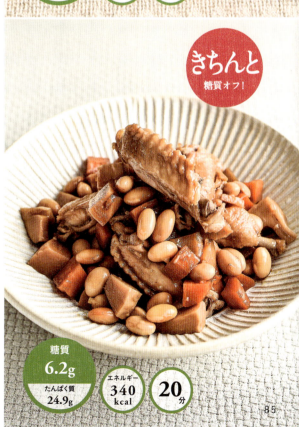

きちんと糖質オフ！

糖質 6.2g / たんぱく質 24.9g / エネルギー 340kcal / 20分

.... 低糖質&ビタミンたっぷり！ ....

サブおかずの
食材のかしこい選び方

たんぱく質主体のメインおかずに、食物繊維やビタミン・ミネラルがとれるサブおかずを
複数組み合わせるのが、糖質オフの理想の献立。サブおかずにはこんな食材がおすすめです。

1 乳製品は飲まずに
食べるのが基本

たんぱく質が豊富な乳製品は、糖質オフでは積極的にとってOKな食材。ただし、牛乳には注意が必要です。牛乳には乳糖が含まれ、意外に糖質が高めです。料理などに入っている分には構いませんが、飲料として飲むとなると、無視できない糖質量になってしまいます。一方、チーズやバターには糖質が含まれていないので、食べても大丈夫。とくにチーズは、料理に使うのはもちろん、小腹が空いたときのおやつとしても最適です。

2 いも・根菜はNG!
葉物野菜・もやしがベスト!

食物繊維やビタミン、抗酸化物質が豊富で、モリモリ食べたい野菜。ただし、なかには糖質を多く含む野菜があるので、注意が必要です。いも類やかぼちゃ、れんこん、にんじんなどはでんぷん質が多く、糖質が高めなので、避けるようにしましょう。葉物野菜は糖質をあまり含まないので、気にせず食べてOK。また、もやしも栄養はほとんどありませんが、かさを増やして満足感をアップさせてくれるという意味では、役立つ食材です。

3 フィトケミカルや
食物繊維の多い
野菜を

野菜には、「フィトケミカル」といって、植物特有の機能成分が含まれています。代表的なのがポリフェノール。主に知られるのが抗酸化作用で、生活習慣病の予防によいといわれています。また、糖質オフダイエットで重要なのが野菜に含まれる食物繊維。食物繊維には、血糖値の上昇を穏やかにする、腸の中で糖質の吸収を抑える、老廃物を外に出しやすくする、などの働きがあります。食物繊維が豊富な野菜から食べることで、この効果が高まります。

4 きのこや海藻も◎
昆布はやや高めなので
注意

きのこや海藻は、食物繊維のうち水溶性食物繊維が豊富。不溶性と水溶性はそれぞれ役割が異なり、大豆などに含まれる不溶性食物繊維とバランスよくとることで、便秘を解消したり、糖質の吸収を抑える効果が高まります。また海藻にはミネラルが豊富に含まれているので、汁物やサラダなどでこまめにとるとよいでしょう。ただし昆布は糖質が高めなので、昆布そのものを食べる場合は注意を。だしで使う分には、気にする必要はありません。

野菜&乳製品の糖質量

主な野菜と乳製品の糖質量を以下にまとめました。野菜は、いもと根菜類に注意すれば、それほど神経質になる必要はありません。乳製品は、ヨーグルトに注意を。

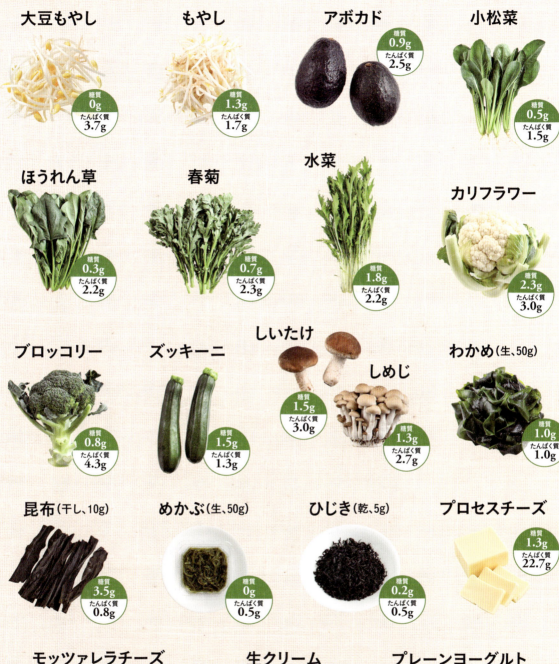

食品	糖質	たんぱく質
大豆もやし	0g	3.7g
もやし	1.3g	1.7g
アボカド	0.9g	2.5g
小松菜	0.5g	1.5g
ほうれん草	0.3g	2.2g
春菊	0.7g	2.3g
水菜	1.8g	2.2g
カリフラワー	2.3g	3.0g
ブロッコリー	0.8g	4.3g
ズッキーニ	1.5g	1.3g
しいたけ	1.5g	3.0g
しめじ	1.3g	2.7g
わかめ (生、50g)	1.0g	1.0g
昆布 (干し、10g)	3.5g	0.8g
めかぶ (生、50g)	0g	0.5g
ひじき (乾、5g)	0.2g	0.5g
プロセスチーズ	1.3g	22.7g
モッツァレラチーズ	4.2g	18.4g
生クリーム	3.1g	2.0g
プレーンヨーグルト	4.9g	3.6g

＊糖質、たんぱく質量は100gあたりの数値です。

乳製品のサブおかず　チーズがとろける火の通し方のコツ

アンチョビブロッコリーのチーズ炒め

アンチョビとにんにくの風味が効いたブロッコリーに
とろけたチーズが全体にからむことで、満足度がアップします。

ウルトラ糖質オフ！

ブロッコリーはゆでずに炒めて蒸らすのがコツ！

とろけたチーズが全体にからんでおいしい！

糖質 **1.0g**
たんぱく質 8.5g
エネルギー 139kcal
10分

・材料（2人分）
ブロッコリー…½個
アンチョビフィレ…2枚
おろしにんにく
　…小さじ1弱
ピザ用チーズ…40g
オリーブオイル…小さじ2

＊おすすめ！メインおかず＊

ビネガー
チキンソテー→P51
［糖質4.7g］

刻みもやしの
照り焼きハンバーグ
→P65［糖質3.0g］

鮭のムニエル
レモンバターソース
→P71［糖質1.7g］

えびのから揚げ→P77
［糖質1.8g］

・作り方
1　ブロッコリーは小房に分け、アンチョビは粗く刻む。
2　フライパンにオリーブオイル、にんにく、アンチョビを入れて中火にかけ、香りが出るまで熱する a 。
3　ブロッコリーを加えて炒め、つやが出たら蓋をし、2分ほど蒸らして火を通し、蓋を取って焼き目がつくまで炒める b 。チーズを加えて溶ける程度にさっと炒め c 、火を止める。

風味と旨味を引き出すポイント！

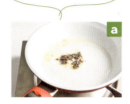
a

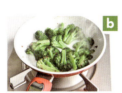
b

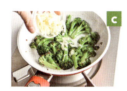
c

チーズ炒めバリエ！

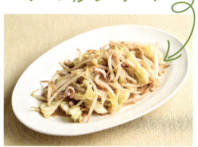

もやしの塩辛チーズ炒め

・材料と作り方（2人分）
1　キャベツ1枚は細切りにする。もやし½袋はひげ根を取る。
2　フライパンにオリーブオイル小さじ2とにんにくのみじん切り½かけ分を入れて中火にかけ、香りが出たらいかの塩辛大さじ1を加えて炒める。
3　1を加えて強めの中火で炒め、酒小さじ2、しょうゆ小さじ1を加えて火が通るまで炒める。最後にピザ用チーズ40gを加えてひと混ぜし、余熱で溶かして器に盛る。［糖質3.5g／たんぱく質7.7g／145kcal／15分］

＊糖質オフ！ point ＊

**ピザ用チーズは高カロリーだけど低糖質！
ダイエット時に不足しがちなカルシウムも◎**

チーズは、高カロリーですが低糖質なのがうれしいところ。ブロッコリーなどのビタミンC豊富な野菜との組み合わせは、チーズに含まれるカルシウムの吸収率アップに効果的。カルシウムが不足すると太りやすくなるので、なるべく摂取しましょう。

乳製品のサブおかず

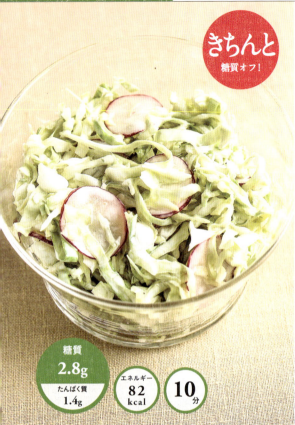

きちんと 糖質オフ！

糖質 2.8g
たんぱく質 1.4g
エネルギー 82kcal
10分

ゆずこしょうのコールスロー
マヨネーズにヨーグルトを加えてさっぱり味に

（朝食／お弁当）

材料（2人分）
- キャベツ…100g
- ラディッシュ…2個
- 塩…小さじ1/5
- A【プレーンヨーグルト・マヨネーズ各大さじ1・1/2、レモン汁小さじ1/2、ゆずこしょう少々】

作り方
1 キャベツはせん切り、ラディッシュは薄い輪切りにして塩をふりまぶし、しんなりしたら軽く水けをきる。
2 ボウルにAを入れて混ぜ合わせ、1を加えて混ぜ合わせる。

おすすめ！メインおかず

 たらの青のりチーズピカタ →P73 [糖質1.0g]

 ミートオムレツ →P78 [糖質3.3g]

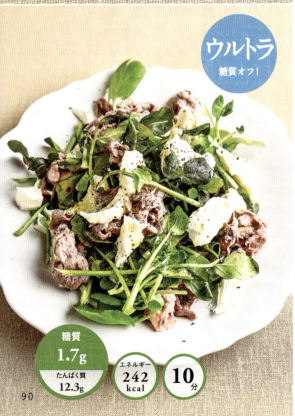

ウルトラ 糖質オフ！

糖質 1.7g
たんぱく質 12.3g
エネルギー 242kcal
10分

クレソンとモッツァレラのおかずサラダ
カロテン豊富なクレソンに牛肉とチーズをプラス

（朝食／夕食）

材料（2人分）
- クレソン…1束
- モッツァレラチーズ…50g
- 牛肩ロースしゃぶしゃぶ用肉…80g
- 塩…小さじ1/4
- オリーブオイル…小さじ1
- ＜レモンドレッシング＞
- レモン汁・オリーブオイル…各大さじ1
- 塩…小さじ1/5
- 粗びき黒こしょう…適宜

作り方
1 クレソンは3cm長さに切る。モッツァレラチーズは一口大に手でちぎる。＜レモンドレッシング＞の材料を混ぜ合わせておく。
2 フライパンにオリーブオイルを中火で熱し、牛肉を炒める。火が通ったら塩で味をととのえる。
3 器にクレソン、モッツァレラチーズ、牛肉をバランスよく盛りつけ、レモンドレッシングをかける。好みで粗びき黒こしょうをふる。

糖質オフ！point

独特のほろ苦さがあるクレソンは、糖質がゼロ。栄養価が高く、美容や健康に注目の野菜です。できれば生で食べて。

乳製品と野菜の組み合わせは、栄養面でも味わい的にもおすすめ。
サラダはもちろん、ミルクチーズ煮、グラタン風なども楽しめます。

乳製品のサブおかず

マッシュルームのミルクチーズ煮
フレッシュなマッシュルームをチーズで濃厚に

🌅 朝食　🌙 夕食

材料（2人分）
- マッシュルーム…6〜7個
- 牛乳…½カップ
- コンソメスープの素…小さじ½
- スライスチーズ…1・½枚
- バター…10g
- パセリ（みじん切り）…適宜

作り方
1. マッシュルームは半分に切る。
2. 鍋にバターを中火で熱し、マッシュルームを炒める。しんなりしてきたら牛乳、コンソメスープの素、チーズをちぎりながら加えて3〜4分で煮る（ふきこぼれに注意する）。
3. 器に盛り、好みでパセリを散らす。

糖質オフ！point

マッシュルームは、きのこのなかでも糖質が低く、ほぼゼロ。低糖質のチーズと相性が抜群で、満足感のある一品に。

きちんと糖質オフ！

糖質 **3.1g**　たんぱく質 **6.6g**　エネルギー **129kcal**　**10分**

長ねぎとベーコンのクリームグラタン
生クリームとチーズで作るから低糖質！

🌅 朝食　🌙 夕食

材料（2人分）
- 長ねぎ…大1本
- ベーコン…2枚
- 生クリーム…大さじ3
- ピザ用チーズ…30g
- 塩…小さじ⅕
- 粗びき黒こしょう…少々
- オリーブオイル…大さじ½

作り方
1. 長ねぎは斜め薄切りにする。ベーコンは斜めせん切りにする。
2. フライパンにオリーブオイル、ベーコン、長ねぎを入れ、中火でしんなりするまで炒める。塩、粗びき黒こしょうで味をととのえる。
3. 耐熱皿に2を入れ、生クリーム、チーズをかけ、オーブントースターで4〜5分焼く。

おすすめ！メインおかず

 鶏手羽元とスナップえんどうの白ワインオリーブ煮　→P55 ［糖質4.2g］

 たことズッキーニのジェノベーゼ炒め　→P76 ［糖質2.5g］

きちんと糖質オフ！

糖質 **3.8g**　たんぱく質 **8.1g**　エネルギー **275kcal**　**15分**

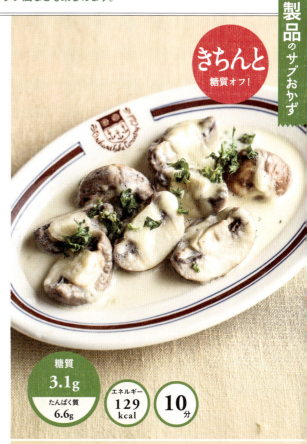
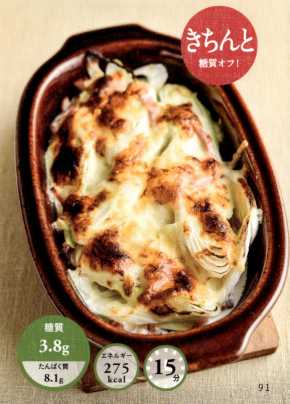

野菜のサブおかず　和え物

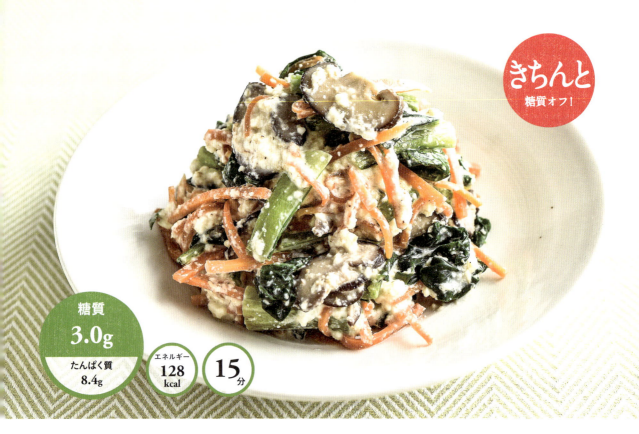

きちんと糖質オフ！

糖質 **3.0g**
たんぱく質 8.4g
エネルギー 128 kcal
15分

彩り野菜の白和えなます

マヨネーズ入り衣でシャキシャキ野菜をたっぷり　夕食

材料（2人分）
- にんじん…40g
- しいたけ…2枚
- 小松菜…3株
- **A**【桜えび8g、だし汁大さじ2、しょうゆ・ラカントS（顆粒）各小さじ1】
- **B**【木綿豆腐⅓丁（100g）、白すりごま大さじ2、マヨネーズ小さじ2、酢小さじ1、塩小さじ¼】

作り方
1. にんじんは3〜4cm長さの細切り、しいたけは薄切り、小松菜は4cm長さのざく切りにする。
2. 小鍋に1とAを入れ、汁けがなくなるまで炒り煮にする。
3. 和え衣を作る。Bの豆腐は厚手のペーパータオルで包んで水けを絞り、ボウルに入れて泡立て器などで崩す。残りのBの材料を加え、なめらかになるように混ぜ、2の汁けをきって加え、混ぜ合わせる。

＊おすすめ！メインおかず＊

鶏もも肉のから揚げ、きゅうりおろしダレ→P55［糖質2.6g］

和風ゆずこしょうステーキ→P61［糖質3.8g］

ぶりの照り焼き、ピーマン添え→P72［糖質3.1g］

桜えびと刻みキャベツの卵焼き→P81［糖質2.3g］

＊糖質オフ！point＊
砂糖の代わりにラカントを使って糖質オフ！マヨネーズとすりごまを加えることでコクをアップ。

シャキシャキの食感を生かしたビタミン、ミネラルがたっぷりの野菜の和え物。
肉や魚などのメインおかずと一緒に組み合わせましょう。

野菜のサブおかず

大豆もやしとわかめのナムル
食物繊維たっぷり！にんにく風味の低糖質ナムル

  お弁当 / 夕食

作りおき / 冷蔵 3〜4日 / 冷凍 2週間

ウルトラ 糖質オフ！

材料（作りやすい分量・4人分）
- 大豆もやし…1袋
- 生わかめ…120g
- A【ごま油小さじ2、おろしにんにく・しょうゆ各小さじ1、塩小さじ½】

作り方
1. 大豆もやしはひげ根を取る。わかめは食べやすい大きさに切る。
2. 鍋にたっぷりの湯を沸かし、大豆もやしをゆでて水けをしっかりときる。
3. ボウルにAを入れて混ぜ、2とわかめを加えてなじむまで手でよく和える。

保存のコツ！
大豆もやしの水けをしっかりときることと、手で和えることで味がよくなじみ、保存性がアップします。

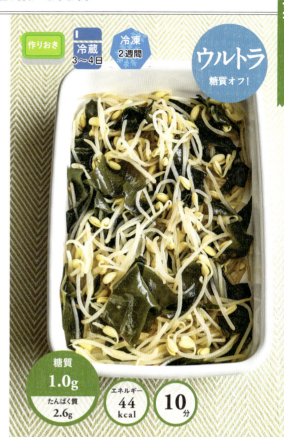

糖質 1.0g / たんぱく質 2.6g / エネルギー 44kcal / 10分

しらたきとじゃこ、きゅうりの酢の物
しらたきとラカント入りの甘酢のやせる組み合わせ

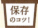 朝食 / お弁当

ウルトラ 糖質オフ！

材料（2人分）
- しらたき…½袋(100g)
- きゅうり…1本
- 塩…小さじ¼
- ちりめんじゃこ…10g
- A【酢大さじ1・½、ラカントS（顆粒）大さじ1・½、塩小さじ¼】

作り方
1. きゅうりは斜め薄切りにしてからせん切りにし、塩を加えて軽く混ぜ、しんなりしたら水けを絞る。
2. しらたきは食べやすい長さに切り、鍋にひたひたの水とともに入れて強火にかけ、煮立ったら1〜2分ゆでて水けをしっかりときる。
3. ボウルにAを入れてよく混ぜ、1、2、ちりめんじゃこを加えて混ぜ合わせ、食べる直前まで冷やしておく。

＊糖質オフ！point＊
食物繊維が豊富で低カロリー・低糖質のしらたき。ぷりぷりとした食感は、噛み応えがよく、満足度を高めます。

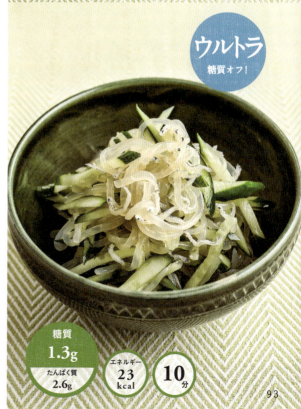

糖質 1.3g / たんぱく質 2.6g / エネルギー 23kcal / 10分

野菜のサブおかず 和え物

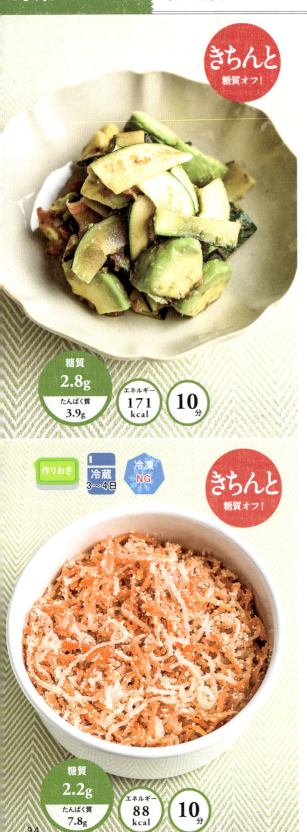

きちんと 糖質オフ！

糖質 2.8g
たんぱく質 3.9g
エネルギー 171 kcal
10分

きちんと 糖質オフ！

作りおき 冷蔵 3〜4日 / 冷凍 NG

糖質 2.2g
たんぱく質 7.8g
エネルギー 88 kcal
10分

アボカドとズッキーニの梅おかか和え

栄養価の高いアボカドを和風仕立ての和え物に

 お弁当 / 夕食

材料（2人分）
- アボカド…1個
- ズッキーニ…½本
- 梅干し…2個
- 酒・しょうゆ…各小さじ1
- かつお節…小1袋（3g）
- ごま油…小さじ1

作り方
1. アボカドは種と皮を取り除いて一口大に切り、ズッキーニは短冊切りにする。梅干しは種を取り、包丁で粗く叩く。
2. フライパンにごま油を中火で熱し、1を炒め、酒としょうゆを加えて炒め合わせ、しんなりしたら、かつお節を加えてさっと混ぜ、火を止める。

＊糖質オフ！ point＊
アボカドは、低糖質食材ですが、カロリーは比較的高めです。ヘルシーなズッキーニとさっぱりいただきましょう。

しらたきとにんじんのたらこ炒め和え

旨味たっぷり低糖質なたらことしらたきは相性◎

お弁当 / 夕食

材料（作りやすい分量・4人分）
- しらたき…2袋（300g）
- にんじん…½本
- たらこ…大1腹
- 酒・しょうゆ…各小さじ2
- ごま油…大さじ1

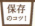 **保存のコツ！** 水分が多いしらたきは、チリチリと音がするまでから炒りし、しっかりと水分を飛ばして。

作り方
1. しらたきは1〜2分ゆでて水けをきり、食べやすい長さに切る。にんじんはせん切りにする。たらこは薄皮を取る。
2. フライパンにしらたきを入れ、水分が飛んでチリチリと音がするまでから炒りする。
3. ごま油を回し入れ、にんじんを加えてつやが出るまで炒める。酒としょうゆをふり入れて混ぜ、たらこを加えてほぐしながら炒める。

味が淡白になりがちな野菜のおかずは、和え衣で変化をつけたり、炒める、さっと煮て下味をつけるなどの工夫が満足度を上げるコツ。

野菜のサブおかず

ほうれん草とツナのごま和え
ツナ入りで栄養バランスOK！ 甘味はラカントで

朝食 / お弁当

作りおき / 冷蔵3～4日 / 冷凍2週間

ウルトラ 糖質オフ！

材料（作りやすい分量・4人分）
ほうれん草…小2束
ツナ水煮缶…小2缶（140g）
A【白すりごま大さじ4、しょうゆ大さじ1、ラカントS（顆粒）小さじ2】

作り方
1 ほうれん草はさっとゆでて水にさらし、水けを絞って3～4cm長さに切り、再度水けをしっかりと絞る。
2 ボウルにツナの缶汁とAを入れてなめらかに混ぜ合わせ、1とツナを加えてさっと混ぜ合わせる。

＊調理point＊
ツナ缶の缶汁は、使うので捨てないで。先に缶汁と調味料を混ぜ合わせておくと、全体に味が行き渡ります。

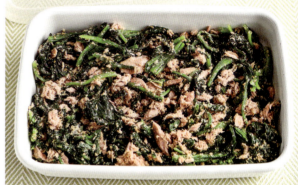

糖質 **1.1g** / たんぱく質 3.9g / エネルギー **82kcal** / **10分**

油揚げと白菜のさっと煮ピリ辛マヨ和え
油揚げと白菜を煮た後、マヨネーズで風味アップ

お弁当 / 夕食

きちんと 糖質オフ！

材料（2人分）
油揚げ…½枚
白菜…2枚
A【だし汁大さじ2～3、しょうゆ・ラカントS（顆粒）各小さじ2、豆板醤小さじ⅓】
マヨネーズ…大さじ1・½
ごま油…小さじ1

作り方
1 白菜は縦半分に切ってから横に細切りにする。油揚げは油抜きをし、白菜と同様に細切りにする。
2 フライパンにごま油を中火で熱し、1をさっと炒め合わせる。
3 Aを加えて白菜がしんなりするまで煮て、火を止めてマヨネーズを加え、混ぜ合わせる。

＊おすすめ！メインおかず＊

ピーマンの肉詰め焼き→P67
［糖質6.7g］

ぶりの照り焼き、ピーマン添え→P72 ［糖質3.1g］

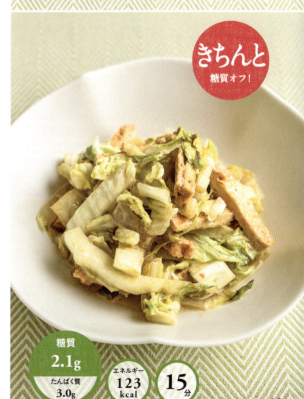

糖質 **2.1g** / たんぱく質 3.0g / エネルギー **123kcal** / **15分**

野菜のサブおかず　サラダ

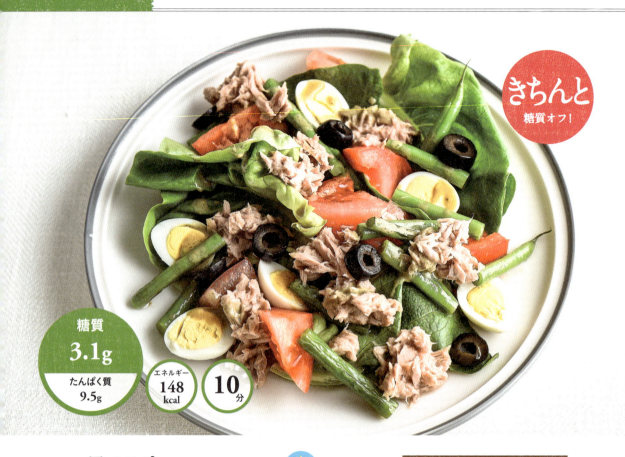

きちんと糖質オフ！

糖質 **3.1g**
たんぱく質 9.5g
エネルギー 148 kcal
10分

ニース風サラダ

たんぱく質も補給できる具だくさんおかずサラダ

朝食／夕食

材料（2人分）
- ツナ水煮缶…小1缶（70g）
- さやいんげん…6本
- トマト…1/2個
- うずらの卵（水煮）…4個
- サラダ菜…3〜4枚
- アンチョビフィレ…2枚
- 黒オリーブ（輪切り）…10g
- A【レモン汁小さじ2、マスタード小さじ1】
- オリーブオイル…大さじ1

作り方
1. いんげんは3cm長さに切る。トマトは一口大の乱切り、うずらの卵は半分に切る。
2. 小鍋にアンチョビとオリーブオイルを入れて弱火にかけ、木ベラでつぶしながら混ぜ、香りが出たらいんげんを加えて炒め、つやが出たらツナの缶汁を加えて火を通す。粗熱を取り、Aを加えて混ぜ合わせる。
3. ボウルにオリーブとトマト、うずらの卵、ツナを入れ、2を加えて混ぜ合わせ、サラダ菜を敷いた器に汁ごと盛り合わせる。

＊おすすめ！メインおかず＊

ビネガーチキンソテー→P51
[糖質4.7g]

鶏むね肉ときのこのクリームチーズ煮→P54
[糖質3.0g]

鮭のムニエルレモンバターソース→P71 [糖質1.7g]

きのこのオムレツブルーチーズソース→P79 [糖質3.1g]

＊糖質オフ！point＊

たんぱく質とビタミン、ミネラルが一皿でとれるバランスサラダ。ドレッシングは手作りが◎。

糖質オフサラダは、低糖質の野菜を選び、ドレッシングは市販品を使わず手作りするのがコツ。野菜に加工肉やツナなども組み合わせて。

野菜のサブおかず

ハムとオクラのコンソメゼリーサラダ

ゼラチンは糖質ゼロ！　フルフルの食感が楽しい

朝食／夕食

材料（作りやすい分量・4個分）
- オクラ…4本
- ミニトマト…2個
- ハム…3枚
- 粉ゼラチン…1袋(5g)
- 水…大さじ2
- A【コンソメスープの素・しょうゆ各小さじ1、ラカントS（顆粒）小さじ½、塩少々、水1カップ】

作り方
1. オクラはさっとゆでてから小口切りにする。ミニトマトは四つ割り、ハムは5mm角に切る。カップなどの容器に等分に入れておく。
2. 分量の水にゼラチンをふり入れて混ぜ、ふやかしておく。
3. 小鍋にAを入れて中火で煮立て、火を止めて2を入れて溶かし、1に注ぎ入れて冷蔵庫で2時間ほど冷やし固める。

※暑い日は、常温においておくとゼラチンが溶けてしまうので気をつけましょう。お弁当に持って行くなら、保冷剤を忘れずに。

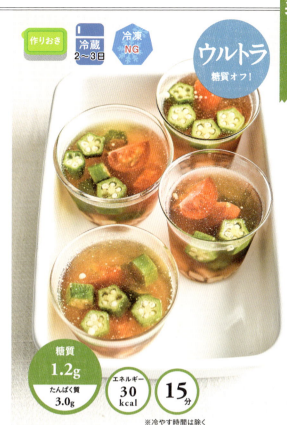

作りおき／冷蔵2〜3日／冷凍NG

ウルトラ糖質オフ！

糖質 1.2g　たんぱく質 3.0g　エネルギー 30kcal　15分
※冷やす時間は除く

ブロッコリーとエリンギのシーザードレサラダ

低カロリー食材を低糖質な濃厚ソースでどうぞ

 朝食
 お弁当

材料（2人分）
- ブロッコリー…⅓個
- エリンギ…2本
- ハム…2枚
- A【マヨネーズ大さじ2、パルメザンチーズ大さじ1、酢大さじ½、おろしにんにく小さじ½、塩小さじ¼】
- 粗びき黒こしょう…適量

作り方
1. ブロッコリーは小房に分け、さらに小さめに切る。エリンギは縦半分に切ってから斜め薄切りにする。ハムは7〜8mm角に切る。
2. 鍋に湯を沸かし、エリンギ、ブロッコリーの順に入れて一緒にゆで、水けをしっかりときる。
3. ボウルにAを入れて混ぜ、2とハムを加えて混ぜる。器に盛り、粗びき黒こしょうをふる。

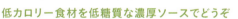

糖質オフ！ point

低糖質のマヨネーズとパルメザンチーズをベースにしたシーザードレッシングは、濃厚で満足感があり、万能です。

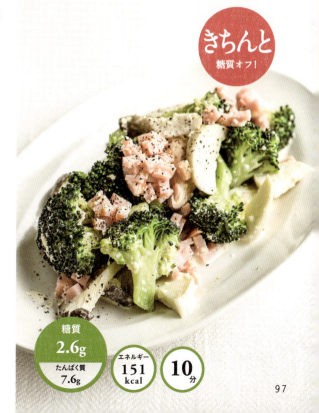

きちんと糖質オフ！

糖質 2.6g　たんぱく質 7.6g　エネルギー 151kcal　10分

野菜のサブおかず サラダ

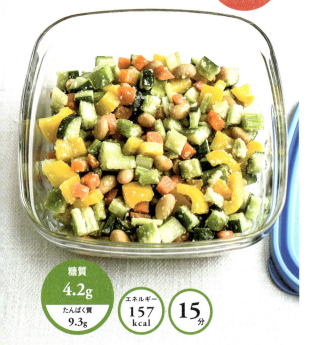

蒸し大豆と野菜のチョップドサラダ

小さめの角切りにした野菜と大豆で食べやすい！

材料（作りやすい分量・4人分）
蒸し大豆…200g
きゅうり…1本
黄パプリカ…2/3個
セロリ…1/2本
にんじん…60g
オリーブオイル…小さじ4
＜ドレッシング＞
パルメザンチーズ…大さじ2
レモン汁…小さじ4
塩…小さじ2/3
こしょう…少々

作り方
1. きゅうり、パプリカ、セロリは1cm角に切る。にんじんは5mm角に切る。
2. フライパンにオリーブオイルとにんじんを入れてつやが出るまで中火で炒めたら火を止め、蒸し大豆を加えて混ぜる。
3. ボウルに＜ドレッシング＞の材料を入れて混ぜ合わせ、きゅうり、パプリカ、セロリ、2を加えてよく混ぜ合わせる。

保存のコツ！ ドレッシングには、殺菌効果のあるレモン汁を入れると◎。ないときは、代わりに酢で調整して。

糖質 4.2g / たんぱく質 9.3g / エネルギー 157kcal / 15分

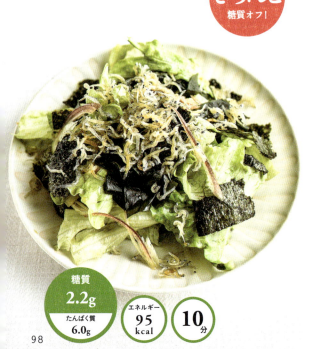

 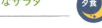

海藻とレタスのカリカリじゃこサラダ

熱々ごま油で仕上げるミネラル豊富なサラダ

材料（2人分）
レタス…4〜5枚
生わかめ…40g
みょうが…2個
焼きのり…1枚
ちりめんじゃこ…20g
A【おろししょうが・酢各小さじ1、しょうゆ小さじ2】
ごま油…大さじ1

作り方
1. レタスは一口大にちぎり、わかめは食べやすい大きさに切る。みょうがは縦半分に切ってから斜め薄切りにする。
2. ボウルにAを入れて混ぜ、1を加えて混ぜる。器に盛り、焼きのりをちぎって散らす。
3. 小さめのフライパンにごま油とちりめんじゃこを入れて弱火にかけ、カリカリになるまで2〜3分加熱し、2に油ごと回しかける。

＊糖質オフ！ point＊
レタスもみょうがも低糖質です。海藻などと合わせることで、ミネラルもたっぷりとれます。

糖質 2.2g / たんぱく質 6.0g / エネルギー 95kcal / 10分

野菜だけでなく、大豆、ハム、じゃこ、ベーコンなどの旨味食材を組み合わせることが、低糖質のおいしいサラダ作りのコツ。

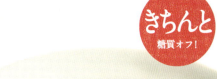

もやしときゅうりの中華風サラダ
ごまの香りが魅力のシャキシャキ低糖質サラダ

材料（2人分）
- もやし…½袋
- ごま油…小さじ½
- きゅうり…½本
- ハム…3枚
- A【白いりごま大さじ1、しょうゆ・酢・マヨネーズ各小さじ2、鶏がらスープの素小さじ½】

作り方
1. もやしはひげ根を取り、さっとゆでて水けをきり、ごま油をまぶして混ぜる。
2. きゅうりは斜め薄切りにしてから細切り、ハムも細切りにする。
3. ボウルにAを入れてよく混ぜ、1と2を加えて混ぜ合わせる。

＊おすすめ！メインおかず＊

 いかときくらげ、きゅうりのしょうが炒め→P76［糖質3.1g］

 厚揚げとキャベツのごまみそ炒め→P84［糖質6.7g］

糖質 2.9g ／ たんぱく質 6.3g ／ エネルギー 118kcal ／ 10分

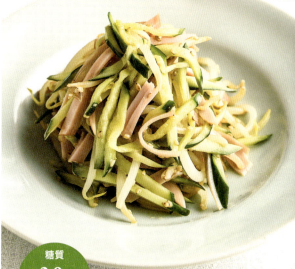

きのことベーコンの炒めサラダ
きのことベーコンの旨味たっぷりで満足感アップ

材料（作りやすい分量・4人分）
- 大根…6㎝（180g）
- しめじ…1パック
- まいたけ…1パック
- ベーコン…4枚
- サラダ菜…8枚
- A【酢大さじ2、しょうゆ小さじ4、ラカントS（顆粒）小さじ1】
- 塩・こしょう…各少々
- オリーブオイル…大さじ1・½

作り方
1. 大根は短冊切りにする。しめじとまいたけは小房に分ける。ベーコンは1㎝幅に切る。サラダ菜は食べやすい大きさに切る。
2. フライパンにオリーブオイルとベーコンを入れて弱火にかけ、焼き色がついてきたら、大根としめじ、まいたけを加えて炒め合わせる。しんなりしたら、塩、こしょうをふって火を止め、サラダ菜を加えて余熱で火を通す。
3. 温かいうちにAを加えて混ぜ合わせ、なじんだら器に盛る。

保存のコツ！ 温かい料理を冷蔵庫に入れるときは、しっかりと粗熱を取ってからにしましょう。

糖質 3.0g ／ たんぱく質 4.7g ／ エネルギー 149kcal ／ 15分

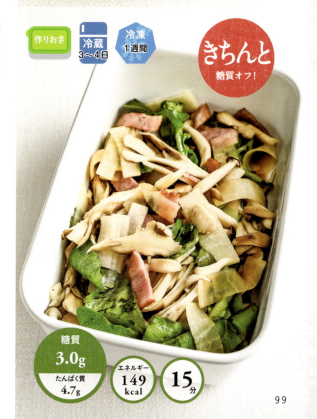

野菜のサブおかず マリネ

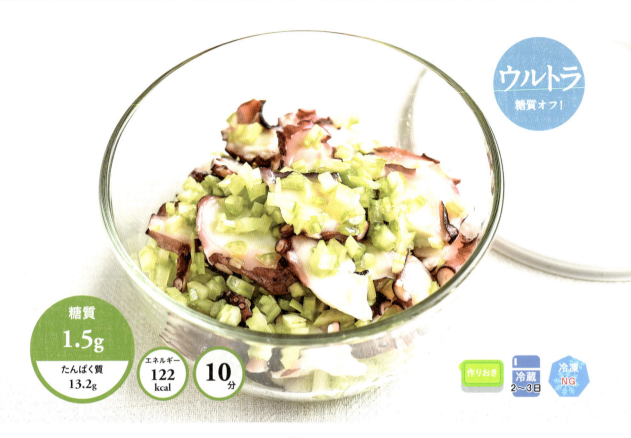

ウルトラ 糖質オフ！

糖質 1.5g
たんぱく質 13.2g
エネルギー 122kcal
10分

作りおき／冷蔵 2〜3日／冷凍 NG

たことセロリのすだちマリネ

たんぱく質、タウリン豊富なたこで代謝アップ！

朝食／夕食

材料（作りやすい分量・4人分）
ゆでだこ（足）…2本（240g）
セロリ…1本
A【すだち果汁（またはレモン汁）・オリーブオイル各大さじ2、塩小さじ1、粗びき黒こしょう少々】

作り方
1 たこは水洗いし、ペーパータオルで水けをふき、薄切りにする。セロリは粗みじん切りにする。
2 ボウルにAを入れてよく混ぜ、1を加えてよく和える。

＊調理point＊

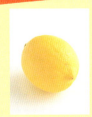

すだちの代わりにレモンでも

季節によってすだちが手に入らない場合はレモンで代用しても。さわやかな洋風マリネに。

＊おすすめ！メインおかず＊

鶏手羽元とスナップえんどうの白ワインオリーブ煮→P55
[糖質4.2g]

焼き野菜とハムのハーブ炒め→P69
[糖質2.5g]

鮭のムニエルタルタルソース→P70
[糖質1.8g]

塩豚ポトフ→P115
[糖質7.6g]

肉や魚介と野菜を一緒に調味料に漬け込むだけのマリネは、保存がきくので作りおきに◎。
食べたいときにすぐに食べられて便利です。

鶏ささみと大根の梅しそマリネ
高たんぱく、低脂肪のささみを梅でさっぱりと

お弁当／夕食

作りおき｜冷蔵 3〜4日｜冷凍 NG

きちんと糖質オフ！

材料（作りやすい分量・4人分）
- 鶏ささみ…大4本（260g）
- 大根…10cm（300g）
- 塩…小さじ½
- 青じそ…6枚
- 梅干し…2個
- 白いりごま…小さじ2
- A【酢大さじ4、しょうゆ小さじ1】

作り方
1. 鶏ささみは筋を取り、耐熱皿にのせて水小さじ1（分量外）を加えてラップをかけ、電子レンジで3分加熱する。皿のまま冷まし、細かくさいておく。
2. 大根は太めのせん切りにし、塩もみしておく。青じそはせん切り、梅干しは種を取って包丁で叩く。
3. ボウルにA、青じそ、梅干しを入れてよく混ぜ、鶏ささみ、水けを絞った大根、ごまを加えて混ぜ合わせる。

保存のコツ：殺菌効果のある梅干しと青じそ。全体によく混ざるように、青じそは細かく、梅干しはよく叩いて。

糖質 3.0g／たんぱく質 15.7g／エネルギー 95kcal／10分

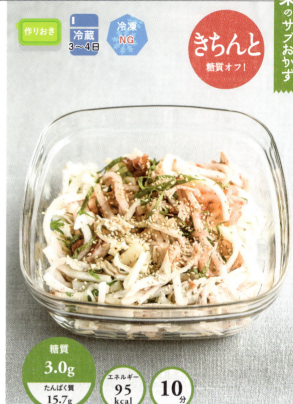

にんじんときくらげの炒めマリネ
食物繊維が豊富なきくらげを使って食感よく

お弁当／夕食

作りおき｜冷蔵 3〜4日｜冷凍 2週間

きちんと糖質オフ！

材料（作りやすい分量・4人分）
- にんじん…1本
- きくらげ（乾燥）…10g
- 長ねぎ…1本
- A【酢大さじ2、しょうゆ小さじ2、塩小さじ½】
- 白いりごま…小さじ2
- ごま油…大さじ1・½

作り方
1. にんじんは縦半分に切ってから斜め薄切りにする。きくらげは水に浸けて戻し、石づきを取って半分に切る。長ねぎは斜め薄切りにする。
2. フライパンにごま油を中火で熱し、にんじん、長ねぎ、きくらげの順に炒める。
3. Aで味をととのえ、ごまをふる。

＊糖質オフ！ point＊
鮮やかなオレンジ色のにんじんは、料理映えしますが、糖質がやや高めです。入れるときは、彩り程度にしましょう。

糖質 4.3g／たんぱく質 1.2g／エネルギー 117kcal／10分
※戻す時間は除く

野菜のサブおかず

野菜のサブおかず　ピクルス

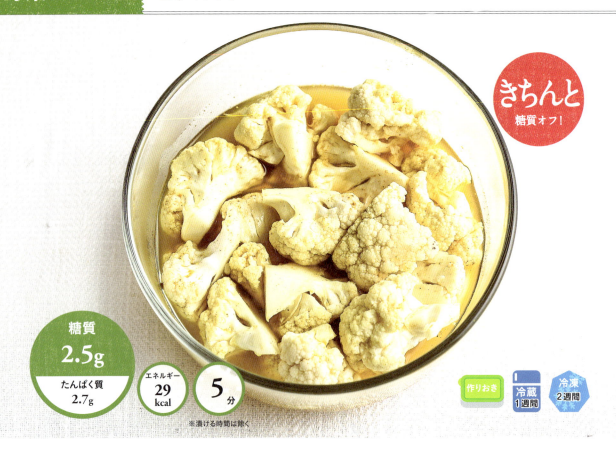

きちんと糖質オフ！

糖質 2.5g
たんぱく質 2.7g
エネルギー 29kcal
5分

※漬ける時間は除く

作りおき　冷蔵1週間　冷凍2週間

カリフラワーのカレーピクルス

低カロリー、低糖質のカリフラワーを香りよく

お弁当／夕食

材料（作りやすい分量・4人分）
カリフラワー…1個
A【酢大さじ8、カレー粉・ラカントS（顆粒）各小さじ4、塩小さじ2、クミンシード小さじ1】

作り方
1 カリフラワーは小房に分け、沸騰した湯で1分ほどゆで、水けをきる。
2 鍋にAを入れて火にかけ、沸騰したら火を止める。
3 清潔な容器に1、熱々の2を入れ、粗熱が取れたら冷蔵庫に入れ、1日以上漬ける。

＊調理point＊

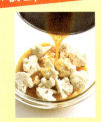

ピクルス液は熱々のうちに

ピクルス液は熱して、熱々のうちに野菜に注ぎ、常温になるまでおくと味がしみ込む。

＊おすすめ！メインおかず＊

鶏もも肉のから揚げ、きゅうりおろしダレ→P55 ［糖質2.6g］

きのこチーズハンバーグ→P64 ［糖質2.1g］

アスパラシシカバブー→P66 ［糖質1.7g］

かじきまぐろのベーコン巻き→P123 ［糖質1.1g］

酸味と甘味がおいしいピクルスも野菜の保存食。酢は代謝を高めて
脂肪燃焼を活発にさせる効果も。積極的に取り入れましょう。

野菜のサブおかず

うずらの卵のピクルス
小さくても栄養価の高いうずらの卵の常備菜

お弁当 / 夕食

作りおき｜冷蔵1週間｜冷凍NG

ウルトラ 糖質オフ！

材料（作りやすい分量・4人分）
- うずらの卵（水煮）…12個
- きゅうり…2本
- A【酢大さじ6、粒マスタード小さじ2、塩小さじ1、ローリエ2枚】

作り方
1. うずらの卵は水けをよくふき取る。きゅうりは乱切りにする。
2. 鍋にAを入れて中火にかけ、沸騰したら火を止める。
3. 清潔な容器に1を入れ、熱々の2を加え、粗熱が取れたら冷蔵庫で1日以上漬ける。

糖質オフ！ point
酢だけでも保存性はアップしますが、マスタードも殺菌効果があるので、作りおきにおすすめの調味料です。

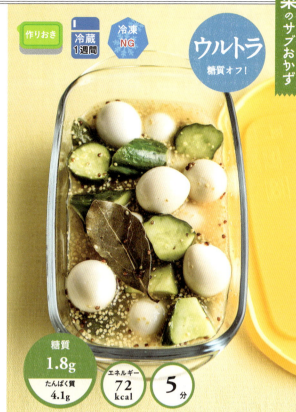

糖質 1.8g / たんぱく質 4.1g / エネルギー 72kcal / 5分
※漬ける時間は除く

まいたけとエリンギのピクルス
低カロリー＆低糖質のきのこを揚げ漬けに

朝食 / お弁当

作りおき｜冷蔵1週間｜冷凍2週間

ウルトラ 糖質オフ！

材料（作りやすい分量・4人分）
- まいたけ…2パック
- エリンギ…2本
- A【酢1カップ、オリーブオイル大さじ4、塩小さじ⅔、粗びき黒こしょう小さじ1】

作り方
1. まいたけは食べやすい大きさに手でさく。エリンギは4cm長さの短冊切りにする。
2. 鍋にAを入れて強火にかけ、沸騰したら1を加えてしんなりするまで加熱し、火を止める（オリーブオイルが少しはねるので、加熱しすぎに注意）。
3. 粗熱を取って清潔な容器に入れ、できれば冷蔵庫で半日以上漬ける。

保存のコツ！ 清潔な容器に入れること、冷蔵庫に入れるときは粗熱を取ることが基本です（P111参照）。

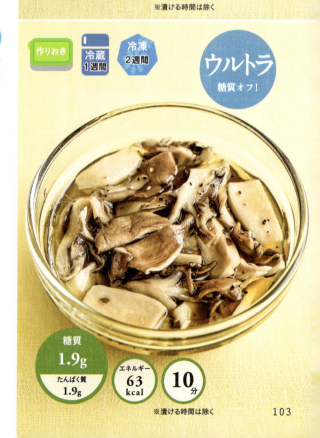

糖質 1.9g / たんぱく質 1.9g / エネルギー 63kcal / 10分
※漬ける時間は除く

COLUMN

糖質オフダイエット Q&A
▶▶▶ 買い物・外食編 ◀◀◀

Q コンビニやスーパーで市販品を買うとき、気をつけるポイントはありますか?

A 商品には栄養成分表示(カロリー、たんぱく質、脂質、炭水化物などのg数が記載)があるのでチェックすること。炭水化物は、糖質と食物繊維の記載があると◎。血糖に影響を与えるのは糖質だけで、食物繊維は影響しないので参考になります。糖質(表示がなければ炭水化物)のg数が少ないほど安心です。

Q 原材料表記のなかで、甘味料がありますが、気をつけたい甘味料の種類はありますか?

A 血糖値を上昇させず、カロリーゼロなのは、糖アルコールの一種のエリスリトールだけ。その安全性は、FAO／WHO合同食品添加物専門委員会により認証済みです。アセスルファムカリウムも同様ですが使用量の規制があります。マルチトールなどの糖アルコールは、砂糖の半分ほど血糖値を上昇させます。

Q 「糖類ゼロ」や「プリン体ゼロ」のアルコール飲料も飲んでもOKですか?

A 「糖類ゼロ」と「糖質ゼロ」は異なることを理解しましょう。糖類ゼロとは、単糖類と二糖類がゼロということ(砂糖とブドウ糖は含まない)。マルチトールなどの血糖値を上昇させる甘味料が入っている可能性があるので油断は禁物。「プリン体ゼロ」は痛風対策の飲料ですが、糖質ゼロなら飲んでOKです。

Q 飲み会で糖質ゼロのハイボールを飲みすぎてしまいました。何か影響はありますか?

A ハイボールは、お店の場合、原材料は「炭酸水＋ウイスキー」なので、基本は糖質ゼロです。一方、市販の缶のハイボールで糖質ゼロの表示がある場合は「100mlあたり0.5g未満の糖質含有量である」すなわち、ゼロではないということ。これを飲みすぎた場合は血糖値が上昇する可能性もあります。

Q 外食でステーキを食べようと思いますが、何gまで食べてもいいのでしょうか?

A 例えば、肉類(牛リブロース、牛サーロイン、牛ばら、牛もも、牛ヒレ、牛ひき肉など)は、全て100g中に0.1〜0.7gの糖質しか含まれません。従って、どの部位の牛肉でも、好みに合わせて満足いくまで摂取したとしても、血糖値の上昇はほぼありません。例えば300g食べても大丈夫です。

Q 定食屋でおかずを選ぶとき、おすすめのメニューはありますか?

A 定食屋なら、魚の塩焼き、豚のしょうが焼き、ローストビーフ、鶏のから揚げ、だし巻き卵、ゆで卵、茶碗蒸し、冷や奴、納豆、刺身の盛り合わせ、ほうれん草のおひたしなどがおすすめです。照り焼きは砂糖ダレに、トンカツは衣の小麦粉やパン粉に、シュウマイ、餃子、春巻きなどは、皮の小麦粉に要注意です。

{ Part 3 }

スグでき！ 糖質オフの作りおきレシピ&時短レシピ

糖質オフダイエットをしたいけど、忙しすぎて時間がない！というときもありますよね。そんなときこそ、作りおきおかずを作ってアレンジしたり、電子レンジ調理で時短して。朝食や何もないときに必ず役立つ、おいしい低糖質レシピをレパートリーに加えましょう。

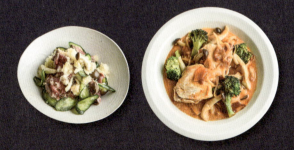

ラクうま糖質オフ！のお弁当①

総糖質 **7.2g**
総たんぱく質 **33.6g**
総エネルギー **451kcal**

アスパラシシカバブー＋
コールスロー弁当

低糖質の野菜がたっぷり食べられるヘルシー弁当。スパイスの効いたシシカバブーとピクルス、シャキシャキなコールスローの組み合わせは、食感の変化が◎で食べ飽きません。

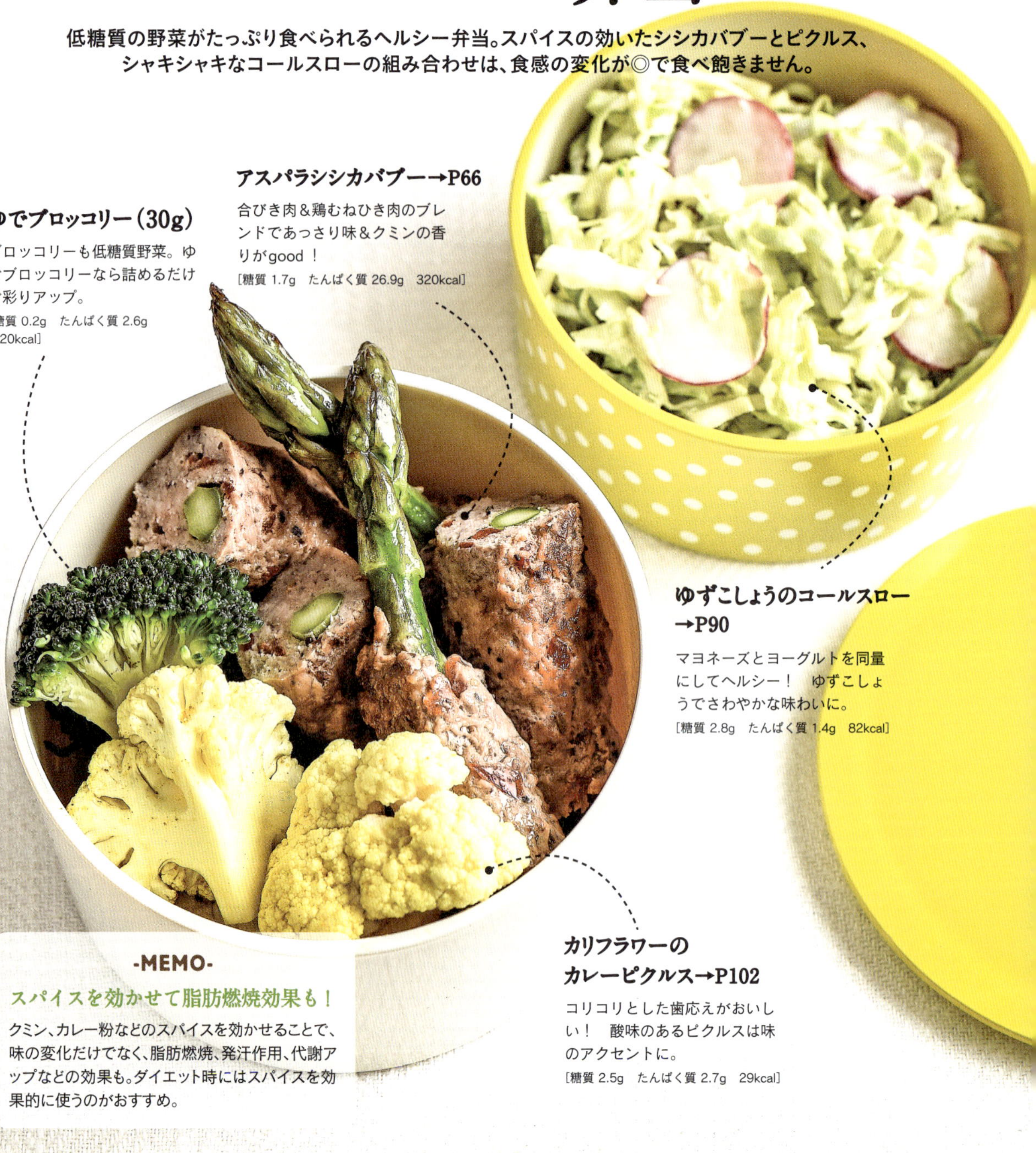

ゆでブロッコリー（30g）

ブロッコリーも低糖質野菜。ゆでブロッコリーなら詰めるだけで彩りアップ。
［糖質 0.2g　たんぱく質 2.6g　20kcal］

アスパラシシカバブー→P66

合びき肉＆鶏むねひき肉のブレンドであっさり味＆クミンの香りがgood！
［糖質 1.7g　たんぱく質 26.9g　320kcal］

ゆずこしょうのコールスロー→P90

マヨネーズとヨーグルトを同量にしてヘルシー！　ゆずこしょうでさわやかな味わいに。
［糖質 2.8g　たんぱく質 1.4g　82kcal］

カリフラワーの
カレーピクルス→P102

コリコリとした歯応えがおいしい！　酸味のあるピクルスは味のアクセントに。
［糖質 2.5g　たんぱく質 2.7g　29kcal］

-MEMO-
スパイスを効かせて脂肪燃焼効果も！

クミン、カレー粉などのスパイスを効かせることで、味の変化だけでなく、脂肪燃焼、発汗作用、代謝アップなどの効果も。ダイエット時にはスパイスを効果的に使うのがおすすめ。

ラクうま糖質オフ！のお弁当②

総糖質 **9.2g**
総たんぱく質 **55.2g**
総エネルギー **768kcal**

高野豆腐サンドイッチ＋鶏もも肉のクミン炒め弁当

主食なしの糖質オフ弁当には、ひと工夫して満足感アップ。高野豆腐をパンに見立てたサンドイッチと、噛み応えのある野菜スティックでカフェ風ランチに。

鮭缶リエットの野菜スティック添え→P162
鮭水煮缶は糖質ほぼゼロ！　クリームチーズとマヨネーズでコク＆旨味たっぷり。
[糖質 2.4g　たんぱく質 7.3g　113kcal]

高野豆腐のブルスケッタ・クリームチーズわさびサーモン→P159
高野豆腐サンドイッチrecipe
戻した高野豆腐を半分に切って焼いたものを2枚一組にして、クリームチーズわさびサーモン適量をサンドする。
[糖質 3.6g　たんぱく質 29.3g　380kcal]

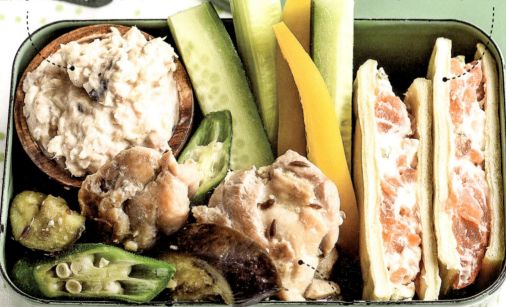

-MEMO-
高野豆腐でトースト風味が味わえる！
高野豆腐を戻して半分の厚みに切り、オリーブオイルで焼くことで、トーストに近い食感に！　主食が食べたくなったら、試してみてほしい代替食品。クリームチーズのディップと好相性です。

鶏もも肉とオクラのクミン炒め→P54
脂肪燃焼効果のあるクミンを使った作りおき。当日詰めるだけだからラクチン。
[糖質 3.2g　たんぱく質 18.6g　275kcal]

ラクうま糖質オフ！のお弁当③

総糖質 **10.7g**
総たんぱく質 **34.9g**
総エネルギー **425kcal**

糖質ゼロ麺の坦々ラーメン風+フルーツヨーグルト弁当

作りおきの坦々スープがあれば、中華麺の代わりに糖質ゼロ麺を使って、ラーメン風の一品に。スープジャーに入れてお弁当に。ゆで卵とヨーグルトでたんぱく質をプラスして。

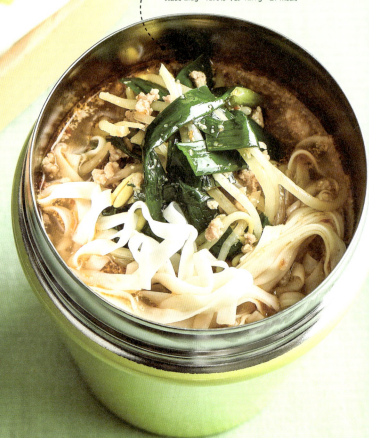

刻みキウイのせプレーンヨーグルト
汁もれが気になる場合は、蓋つきのカップを使って。夏場は傷みやすいので保冷剤を。
［糖質 8.2g　たんぱく質 3.9g　78kcal］

大豆もやしの坦々スープ→P145
糖質ゼロ麺の坦々ラーメン風
recipe
坦々スープを火にかけ、ひと煮立ちしたら、水けをきった糖質ゼロ麺を加えてさっと煮る。熱々のうちにスープジャーに入れる。
［糖質 2.3g　たんぱく質 18.7g　271kcal］

ゆで卵
半熟状のゆで卵は別のお弁当箱に入れて、食べる直前に坦々スープにのせても。
［糖質 0.2g　たんぱく質 12.3g　76kcal］

-MEMO-

糖質ゼロ麺でラーメン風のランチを
スープジャーがあれば、熱々のスープや麺料理をお弁当に持っていくことができます。ラーメンの代わりに糖質ゼロ麺を使えば、低糖質でも十分に満足度の高いランチに。

ラクうま糖質オフ！のお弁当④

総糖質 **9.5g**
総たんぱく質 41.7g
総エネルギー **644kcal**

ブランパンのチーズハンバーガー＋シーザードレサラダ弁当

糖質オフだから、ハンバーガーは無理！と思っていませんか？ブランパンでハンバーグを挟めば、低糖質ハンバーガーのできあがり！　サラダを添えて栄養バランスアップ。

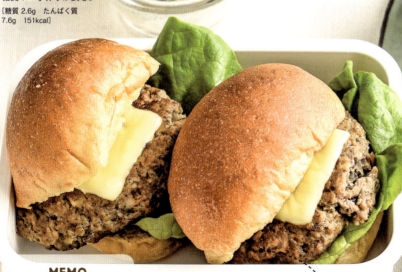

ブロッコリーとエリンギのシーザードレサラダ→P97
マヨネーズとパルメザンチーズで作るシーザードレッシングは低糖質！　手作りが安心。
[糖質 2.6g　たんぱく質 7.6g　151kcal]

-MEMO-
ブランパンに具を挟んで食べ応え◎
ブランパンの糖質は1個あたり2.2g。ロールパンは1個あたり14.0gなので、大幅糖質オフ！　ハンバーグのほか、ハムやチーズ、クリームチーズのディップなどを挟むのもおすすめです。

きのこチーズハンバーグ→P64
ブランパンのチーズハンバーガーrecipe
2等分にしたきのこチーズハンバーグを、半分に切ったブランパンにサラダ菜と一緒に挟む。
[糖質 6.5g　たんぱく質 34.0g　492kcal]

ハーブティー
ノンカフェインのハーブティーは、糖質もほぼゼロ。香りで満たされる効果も。
[糖質 0.4g　たんぱく質 0.1g　1kcal]

これでラクに続けられる！

糖質オフの
作りおき&レンチンおかずの基本

糖質オフダイエット成功のカギは、自炊でおいしく、糖質オフメニューを長く続けること。
作りおきや電子レンジでできる時短おかずを紹介します。

1 かたまり肉や魚を使った作りおきでラクラク糖質オフ！

メインとなる肉や魚の料理は、時間があるときにまとめて作っておくとラク。また、漬け込むレシピなら時間が経つほどに味がしみ込んでおいしくなるメリットもあります。例えば、かたまり肉で塩豚にチャレンジ。手間がかかるイメージがあり、なかなか普段の料理では使わないかもしれませんが、手順は意外に簡単で、一気にたくさん作れるのが利点。冷蔵庫から取り出してゆでる、焼くだけで、ラクラク&時短のおいしい糖質オフメニューがあっという間に完成。

2 糖質オフの作りおきがあればメニューバリエーションが広がる！

糖質オフではシンプルな味つけで食べるのが基本。そのためどうしても、素材を活かした簡単な調理法になってしまいがちです。また、おいしいおかずでも、同じものを食べ続けているとつらくなってしまいますよね。途中で飽きがきてしまわないためにも、メニューバリエーションを広げておくのが、ダイエット成功のコツ。そこで、作りおきおかずにもアレンジを加えて目先を変えましょう。食を楽しみながら、しっかり糖質オフ！

3 忙しい日のおかずにはレンチン活用がラク！

疲れて帰ってきた日には、一から料理を作るのも面倒。コンビニや外食でも糖質オフメニューは揃いますが、種類が限られているので、続くとマンネリになってしまいます。食材をレンジで温めるだけの簡単レシピを、いくつか覚えておくと役立ちます。電子レンジには、火を使うより短い時間で加熱できるほか、食材の旨味や栄養素を逃さず調理できるというメリットもあります。鍋やフライパンを使わなくて済み、洗い物が少なくなるのもうれしいですね。

4 レンチンなら油の使用量が少なくて済んでさらにヘルシー！

もう一つ、レンジ調理のよいところは、油を使う必要がないこと。糖質オフでは油を制限する必要はありませんが、質の悪い油を大量にとるのは、やはり体にとってよくありません。こげつきを防ぐために使うぐらいなら、油の必要のないレンジ調理がベターなのです。加えて、必須脂肪酸で体によいといわれているオメガ3系の油は加熱に弱い特徴があります。電子レンジで食材をチンした後に、調味料として回しかけて食べるのがおすすめです。

作りおき 保存のコツ

調理済みの食材でも、時間経過によって、味が落ちたり傷んだりするものです。そうした変化を最小限にして、長もちさせるコツをご紹介します。

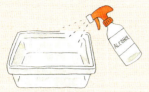

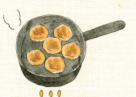

1 保存容器は清潔に!

食材が傷んだり腐ったりするのは、雑菌が繁殖するためです。保存容器は洗剤で洗った後にしっかり拭いて、アルコール消毒を。熱湯消毒でもOKです。

2 しっかりと加熱すること

雑菌の繁殖を避けるために、しっかりと火を通します。汁けのあるものなら1分ほど沸騰させて。火が通りにくいものは、蓋をして加熱。串などを通して確認しましょう。

3 水けはしっかり取り除く

水けが多いと、雑菌が繁殖しやすくなります。しっかりと加熱し、水分を飛ばしましょう。十分に加熱することで、雑菌を退治することができます。

4 必ず粗熱を取ってから保存を

粗熱を取ってから保存容器に入れ、冷蔵庫に入れます。そのまま密封すると、容器の中の温度が上がって傷む原因に。また冷蔵庫内の温度も上がってしまいます。

レンチン 調理のコツ

電子レンジ調理におすすめのものを紹介します。ラップはもちろん、電子レンジOKの耐熱容器を揃えておきましょう。

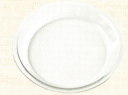

耐熱ガラス皿
電子レンジでチンして、そのまま食卓に出すこともできる、おしゃれな耐熱ガラス皿が1枚あると便利。

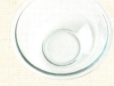

耐熱ガラスボウル
食材を混ぜ合わせ、そのまま電子レンジへ。移し替える手間もなく、洗い物も増えません。

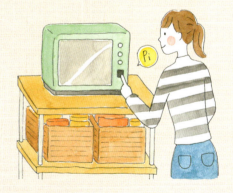

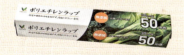

ラップ
保温効率を上げ、料理の水分や香りが飛ぶのを防ぎます。揚げ物など、ラップなしのほうがおいしくなる料理も。

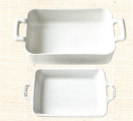

耐熱容器
そのまま電子レンジに入れられる蓋つきの耐熱容器なら、ラップを使う必要がありません。

> **-MEMO-**
>
> **電子レンジのワット数について**
>
> 電子レンジには500Wや600Wなどのワット数があり、ワット数の大きいものほど加熱時間が短くなります。レシピには通常、ワット数に応じた加熱時間を記載してありますが、様子を見ながら加熱をするとよいでしょう。

作りおき **BEST 1** 　人気のサラダチキンは手作りで簡単！安心！

サラダチキン

コンビニで定番になったサラダチキンは、糖質オフの優秀おかず。
手作りなら、好みのハーブやスパイスを使っていろいろな味つけを楽しめます。

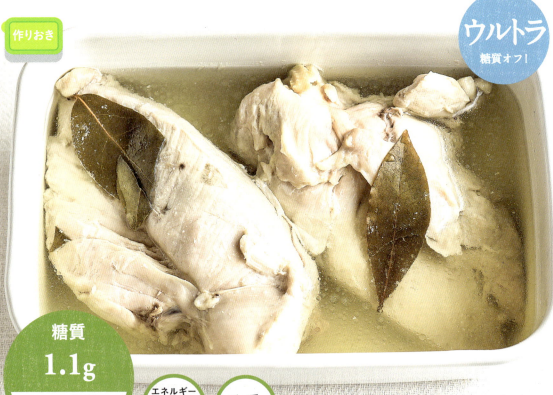

作りおき

ウルトラ
糖質オフ！

糖質
1.1g
たんぱく質
127.8g

エネルギー **881** kcal　**15**分

※なじませる・冷ます時間は除く

 冷蔵 4〜5日
 冷凍 2週間

材料（作りやすい分量）
- 鶏むね肉…大2枚（600g）
- 塩…小さじ1
- 酒…¼カップ
- ローリエ・ローズマリー・しょうが・セロリ・長ねぎの青い部分などのハーブや香味野菜…適宜

作り方
1. 鶏肉に塩をよくもみ込み、できればそのまま1時間以上おいてなじませておく。
2. 鍋に鶏の皮を下にして入れ、酒を注ぎ、水（分量外）をかぶるくらいまで注ぎ、好みでローリエやしょうがなどの香味野菜をのせ、強めの中火にかける。
3. 煮立ったら弱火にし、蓋をして5〜6分ゆでて火を止め、そのまま粗熱が取れるまで冷ます（ゆで汁に漬けたまま保存）。

※栄養価は全量です

アレンジ 1
エスニックバンバンジー

ナンプラー風味のタレがおいしい！ 野菜たっぷり！

お弁当 / 夕食

材料（2人分）
- サラダチキン（P112）…1枚
- きゅうり…1本
- もやし…½袋
- トマト…½個
- パクチー…2枝
- ＜バンバンジーダレ＞
- 白すりごま…大さじ3
- 鶏がらスープの素…小さじ½
- ナンプラー…大さじ1
- レモン汁・ラカントS（顆粒）…各小さじ2
- おろしにんにく…小さじ1
- サラダチキンのゆで汁…大さじ1

作り方
1. きゅうりは斜め薄切りにしてから細切りにする。もやしはひげ根を取り、さっとゆでて水けをきる。トマトは薄い半月切り、パクチーは食べやすい大きさに刻む。サラダチキンは大きめに手でさく。
2. ＜バンバンジーダレ＞の材料をなめらかになるように混ぜ合わせる。
3. 器に1を盛り合わせ、2をかける。

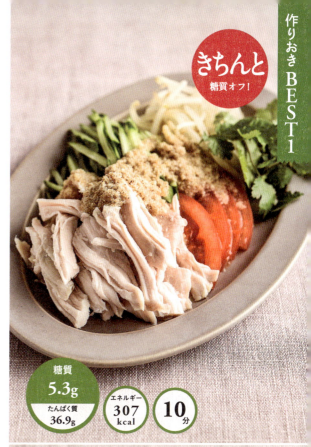

きちんと 糖質オフ！

作りおきBEST1

糖質 5.3g / たんぱく質 36.9g / エネルギー 307kcal / 10分

アレンジ 2
トマトクリームシチュー

トマト缶と生クリームでマイルドな味わいに

夕食

材料（2人分）
- サラダチキン（P112）…1枚
- ブロッコリー…⅓個
- しめじ…½パック
- 玉ねぎ…¼個
- A【トマト水煮缶（カット）100g、コンソメスープの素小さじ1、水⅓カップ】
- 生クリーム…⅓カップ
- 塩・こしょう…各少々
- オリーブオイル…大さじ½

作り方
1. ブロッコリーとしめじは小房に分ける。玉ねぎは薄切り、サラダチキンは一口大のそぎ切りにする。
2. 鍋にオリーブオイルを中火で熱し、玉ねぎを炒め、透き通ってきたらA、しめじを加えて煮立たせる。
3. サラダチキンとブロッコリーを加え、塩、こしょうで味をととのえてひと煮し、生クリームを加えてかき混ぜながら温める。

＊糖質オフ！point＊
ホワイトソースの代わりに低糖質の生クリームを使います。加熱しすぎると分離してしまうので、最後に加えて温めて。

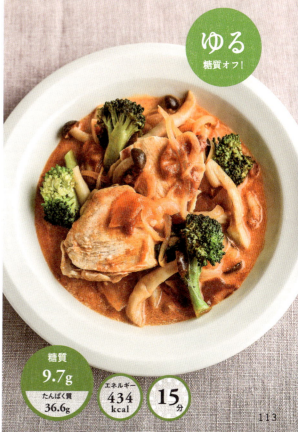

ゆる 糖質オフ！

糖質 9.7g / たんぱく質 36.6g / エネルギー 434kcal / 15分

作りおき **BEST 2** 　作っておけばサラダにも煮込み料理にも大活躍！

塩豚

塩豚は、塩漬けしたまま保存しても、ゆでてからでも保存しても、便利です。
食べたい料理に合わせて保存法を変えてみましょう。

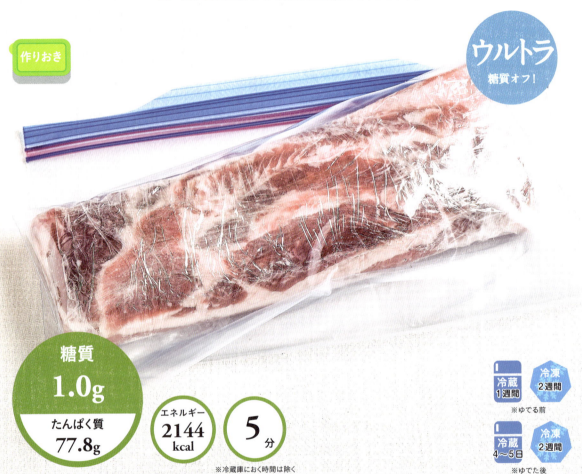

作りおき／ウルトラ糖質オフ！

糖質 1.0g
たんぱく質 77.8g
エネルギー 2144 kcal
5分
※冷蔵庫におく時間は除く

冷蔵 1週間 ／ 冷凍 2週間　※ゆでる前
冷蔵 4〜5日 ／ 冷凍 2週間　※ゆでた後

材料（作りやすい分量）
豚バラかたまり肉…600g
粗塩…小さじ1
A【にんにく（つぶす）1かけ、酒¼カップ、長ねぎの青い部分適量】

作り方
1 豚肉は余分な水けをしっかりと取る。
2 1に塩をすり込み、ラップでぴったりと包んで保存袋に入れ、冷蔵庫で3日間おく。

＜ゆでる場合＞
鍋にラップを外した豚肉とAを入れ、水（分量外）をひたひたになるくらいまで注ぎ、中火にかける。煮立ったらアクを取り、弱火にして30分ほど煮る。蓋をしてさらに30分ほど煮て火を止め、そのまま冷ます。

※栄養価は全量です

作りおきBEST2

アレンジ 1

ポッサム

キムチと塩豚をサンチュで巻いてヘルシー！

夕食

ゆる 糖質オフ！

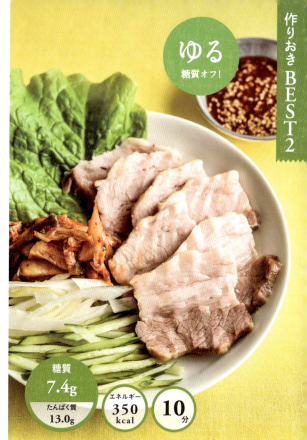

糖質 **7.4g** / たんぱく質 13.0g / エネルギー 350kcal / 10分

材料（2人分）
- 塩豚（P114・ゆでた後）…¼量
- サンチュ…6枚
- きゅうり…1本
- 長ねぎ…½本
- 白菜キムチ…60g
- <合わせみそ>
- コチュジャン・みそ・白いりごま…各大さじ½
- ラカントS（顆粒）・ごま油・酢・しょうゆ…各小さじ1
- おろしにんにく…小さじ½

作り方
1. 塩豚は薄切りにする。
2. きゅうりは斜め薄切りにしてからせん切り、長ねぎは縦半分に切ってから斜め薄切り、キムチはざく切りにする。
3. 器に1、2、サンチュを盛り合わせ、混ぜ合わせた<合わせみそ>を添える。サンチュに塩豚、野菜、キムチ各適量を包んでいただく。

おすすめ！サブおかず

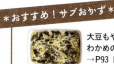 大豆もやしとわかめのナムル →P93 [糖質1.0g]

 ピリ辛こんにゃく →P127 [糖質1.6g]

アレンジ 2

塩豚ポトフ

ゴロゴロ具材たっぷり！ 低糖質の煮込みスープ

夕食

ゆる 糖質オフ！

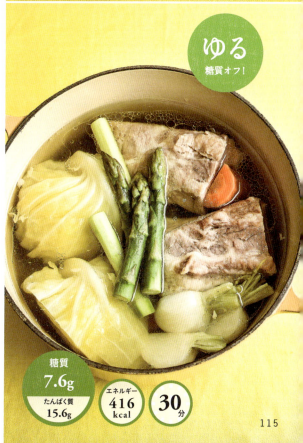

糖質 **7.6g** / たんぱく質 15.6g / エネルギー 416kcal / 30分

材料（2人分）
- 塩豚（P114・ゆでる前）…200g
- キャベツ…⅙個
- かぶ…大1個
- にんじん…⅓本
- グリーンアスパラガス…4本
- 白ワイン（辛口）…大さじ2
- ローリエ…1枚
- 塩…小さじ¼〜⅓

作り方
1. 塩豚（できれば室温に戻しておくとよい）を鍋に入れ、水（分量外）をひたひたになるように注ぎ、中火にかける。煮立ったらアクを取り、弱火にして白ワインとローリエを加え、蓋をして20分ほど煮る。
2. キャベツは半分に切る。かぶは茎を少し残して切り落とし、4等分に切る。にんじんは縦半分に切る。アスパラは下半分をピーラーでむき、半分の長さに切る。
3. 1に塩を加えて味をととのえ、キャベツとにんじんを加えて中火にし、煮立ったらかぶを加えて5分ほど煮、アスパラを加えてさらに2〜3分煮る。
4. 豚肉を取り出して食べやすい大きさに切り、野菜やスープとともに器に盛る。

作りおき **BEST 3** 　EPA・DHA豊富！　低糖質まぐろの旨味ツナ

手作りツナ

まぐろは良質なアミノ酸がたっぷりなうえ、鉄やビタミンB6、B12など、貧血予防に欠かせない成分も豊富です。手作りのおいしさを味わって。

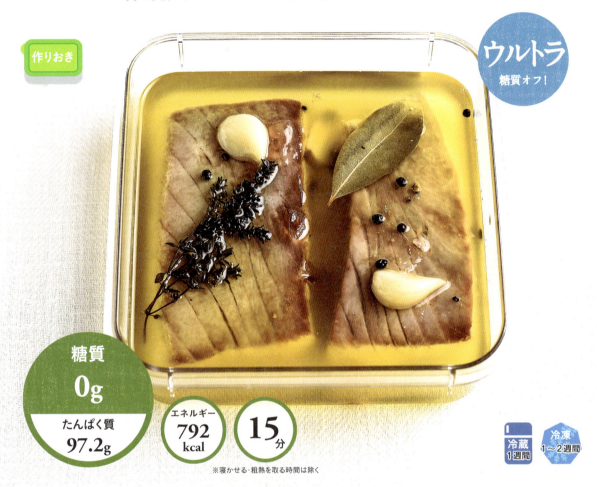

作りおき

ウルトラ 糖質オフ！

糖質 **0g**
たんぱく質 **97.2g**
エネルギー **792** kcal
15分

※寝かせる・粗熱を取る時間は除く

冷蔵1週間　冷凍1〜2週間

材料（作りやすい分量）
まぐろ（赤身）…2さく（400g）
塩…小さじ2（まぐろの重量の3％）
オリーブオイル…適量（約1カップ/鍋の大きさによって異なる）
A【ローリエ1枚、タイム1〜2枝、にんにく（半分に切る）1かけ分、粒黒こしょう5〜7粒】

作り方
1　まぐろの両面にまんべんなく塩をまぶし、ペーパータオルに包み、冷蔵庫で2〜3時間ほど寝かせる。
2　まぐろを取り出し、さっと湯をかけて塩と臭みを取り除き、水けをしっかりと取る。
3　鍋にオーブン用シートを敷き（まぐろが鍋底につかないように）、まぐろをのせ、浸かるくらいのオリーブオイル、Aを加えて中火にかけ、煮立ってきたらごく弱火にして10分ほど煮、火を止める。そのまま粗熱が取れるまでおく（オイルに漬けたまま保存）。

※栄養価は全量です

作りおきBEST3

アレンジ 1
ほうれん草とツナのフラン
栄養バランスOK！ ボリュームたっぷりの卵料理　夕食

材料（2人分）
手作りツナ（P116）…100g
ほうれん草…½束
マッシュルーム…4個
A【卵2個、牛乳¼カップ、ピザ用チーズ30g、塩・こしょう各少々】

作り方
1. ほうれん草はさっとゆでて3cm長さに切り、水けをしっかりと絞る。マッシュルームは薄切りにする。ツナは油をきって粗くほぐす。
2. ボウルにAの卵と牛乳を入れて泡立て器などでよく混ぜ、チーズと塩、こしょうを加えて混ぜ合わせ、1を加えてさっくりと混ぜ合わせる。耐熱皿に流し入れてアルミホイルをかける。
3. オーブントースターで10分ほど焼き、アルミホイルを外し、さらに5～10分焼き色がつくまで焼く。

調理point
アルミホイルをかぶせて焼くと、焦げにくくなります。仕上げのときに取って、いい焼き色をつけて。

ウルトラ 糖質オフ！

糖質 1.7g / たんぱく質 24.7g / エネルギー 261kcal / 15分

アレンジ 2
セロリとツナのおかず塩きんぴら
食物繊維たっぷり！ 素材の旨味を生かした塩炒め　お弁当 夕食

材料（2人分）
手作りツナ（P116）…200g
セロリ…1本
えのきだけ…½袋
しょうが…1かけ
酒…大さじ1
塩…小さじ¼
白いりごま…小さじ1
手作りツナのオイル…大さじ1

作り方
1. セロリは斜め薄切り、しょうがはせん切り、えのきは半分の長さに切ってほぐす。ツナは油をきって粗くほぐす。
2. フライパンにツナのオイルとしょうがを入れて弱火にかけ、香りが出たら、セロリとえのきを加え、強めの中火にして炒め合わせる。
3. つやが出たらツナを加え、酒と塩を加えて汁けがなくなるまで炒め合わせ、最後にごまを加えてひと混ぜする。

おすすめ！メインおかず

桜えびと刻みキャベツの卵焼き
→P81
[糖質2.3g]

きちんと 糖質オフ！

糖質 3.7g / たんぱく質 26.9g / エネルギー 238kcal / 10分

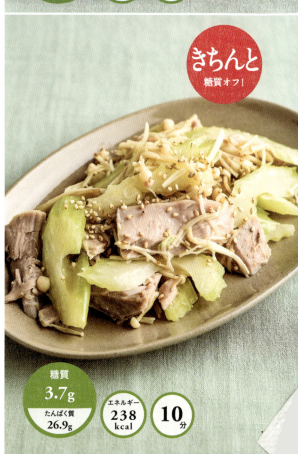

作りおき **BEST 4** ローストビーフも手作りで、しっとりおいしく糖質オフ！

フライパンローストビーフ

ローストビーフは、汁ごとポリ袋に入れましょう。漬け汁もアレンジで使います。空気を抜いて密封することで、しっとりな仕上がりに。

作りおき　きちんと糖質オフ！

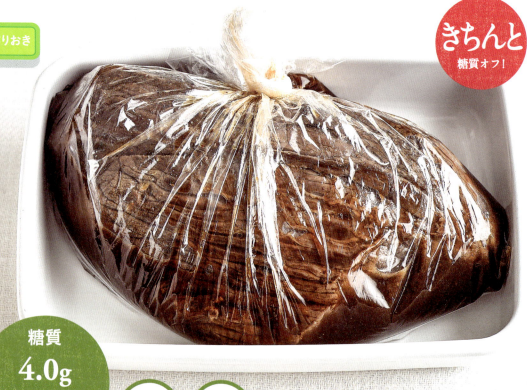

糖質 **4.0g**
たんぱく質 **101.2g**
エネルギー **824kcal**
15分
※室温に戻す・冷ます時間は除く

 冷蔵 5〜6日
 冷凍 2週間

材料（作りやすい分量）
牛ももかたまり肉…500g
塩…小さじ½
粗びき黒こしょう…少々
A【酒・しょうゆ・ラカントS（顆粒）各大さじ2】
オリーブオイル…大さじ½

作り方
1 牛肉は30分以上、室温に戻しておき、焼く直前に、塩と粗びき黒こしょうをまぶす。Aを混ぜ合わせておく。
2 フライパンに薄くオリーブオイルをひいて中火で熱し、牛肉の大きな面の両面を3分ほどずつ焼き、ほかは1分ほどずつ、計7〜8分焼く。
3 Aを加えてひと煮立ちしたら火を止め、熱いうちに汁ごとポリ袋などに入れ、空気を抜いて密封し、そのまま冷ます。

※栄養価は全量です

作りおきBEST4

アレンジ 1
ローストビーフの ベビーリーフサラダ
肉の消化を助ける粒マスタードで上品サラダに

夕食

材料（2人分）
ローストビーフ（P118）…150g
ベビーリーフ…1パック
リーフレタス…2〜3枚
A【粒マスタード・オリーブオイル・玉ねぎ（すりおろし）各大さじ1、ローストビーフの漬け汁大さじ2】

作り方
1 ベビーリーフとリーフレタスは食べやすい大きさにちぎり、冷水にさらしてパリッとしたら水けをしっかりときる。ローストビーフは薄切りにする。
2 器に1を盛り合わせ、Aを混ぜ合わせて回しかける。

おすすめ！サブおかず

 ズッキーニとくるみのクリームチーズ和え →P124[糖質2.3g]

 チーズせんべい＆焼きチーズ →P165[糖質1.0g]

きちんと 糖質オフ！

糖質 3.6g
たんぱく質 17.1g
エネルギー 219 kcal
5分

アレンジ 2
ローストビーフのおろし和え
大根おろしときゅうりでさっぱり和風に

夕食

材料（2人分）
ローストビーフ（P118）…150g
きゅうり…1本
塩…小さじ¼
しめじ…1パック
大根おろし…150g
A【酢大さじ½、しょうゆ小さじ1】

作り方
1 きゅうりは斜め薄切りにし、塩をまぶして軽く混ぜ、しんなりしたら水けを絞る。しめじは小房に分けてさっとゆでて水けをきる。
2 大根おろしは水けを軽くきり、Aを加えて混ぜ合わせる。
3 ローストビーフを薄切りにし、1、2と混ぜ合わせる。

調理point

大根おろしは、水けをきりすぎるとおいしくなくなるので加減してください。できれば食べる直前におろすのが◎。

きちんと 糖質オフ！

糖質 3.4g
たんぱく質 12.0g
エネルギー 178 kcal
10分

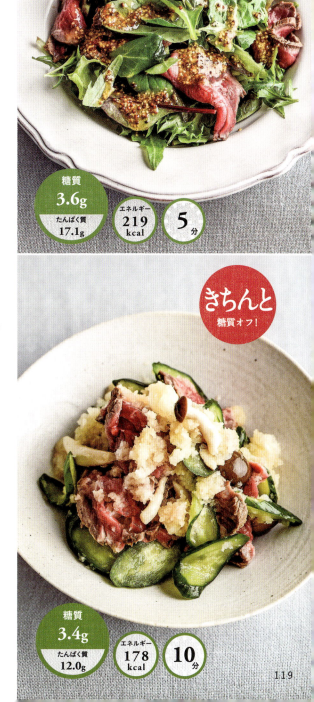

作りおき **BEST 5** 鶏ひき肉はお好みの部位を自分でひいてもOK！

塩そぼろ

しょうがの風味が効いた塩そぼろ。箸を4〜5本使って混ぜることで、そぼろが細かくなり、水分が飛びやすくなります。

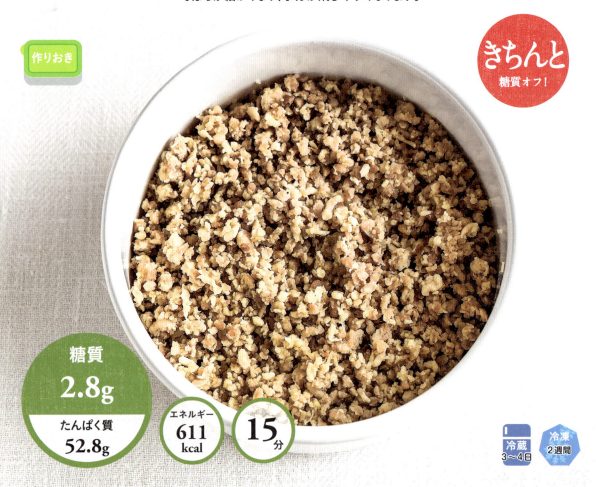

作りおき / きちんと糖質オフ！

糖質 **2.8g** / たんぱく質 **52.8g** / エネルギー **611 kcal** / **15**分

冷蔵 3〜4日 / 冷凍 2週間

材料（作りやすい分量）
鶏ひき肉…300g
A【酒大さじ3、塩小さじ½、しょうが（みじん切り）1かけ分】

作り方
1 鍋にひき肉を入れ、Aを加えて軽く混ぜ合わせる。
2 そのまま強火にかけ、菜箸を4〜5本で混ぜながらポロポロになるように火を通す。

-MEMO-
鶏ひき肉の作り方
お好みの鶏肉の部位を全体にみじん切りのように細かく叩きます。フードプロセッサーで細かくひくのもおすすめ。

アレンジ 1
青菜とえのきの塩そぼろ煮
野菜と一緒に煮るだけ！ おいしい副菜をもう一品

お弁当／夕食

材料（2人分）
塩そぼろ（P120）…150g
小松菜…½束
えのきだけ…½袋
A【しょうゆ大さじ½、ラカントS（顆粒）小さじ1、だし汁½カップ】
ごま油…小さじ1

作り方
1. 小松菜は3〜4cm長さに切る。えのきは半分の長さに切ってほぐす。
2. 鍋にごま油を中火で熱し、小松菜の軸の部分とえのきをさっと炒め、つやが出たら塩そぼろを加えて混ぜる。
2. Aを加えて煮立ったら、小松菜の葉を加え、ひと煮して火を止める。

おすすめ！メインおかず

 豚肉の梅なす巻き焼き →P56 [糖質5.1g]

 ごま豆乳温奴→P82 [糖質5.7g]

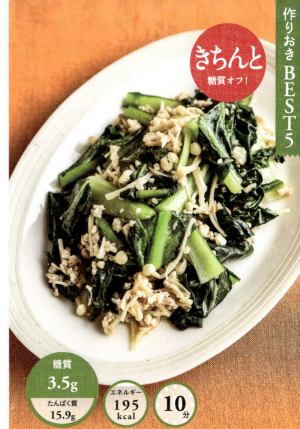

きちんと 糖質オフ！
作りおきBEST5
糖質 3.5g／たんぱく質 15.9g／エネルギー 195kcal／10分

アレンジ 2
塩そぼろと刻みねぎの卵焼き
塩そぼろ入りで旨味抜群！ お弁当のおかずにも

朝食／お弁当

材料（2人分）
卵…3個
塩そぼろ（P120）…80g
万能ねぎ（小口切り）…4本分
しょうゆ…小さじ1
サラダ油…適量

作り方
1. 卵をボウルに割りほぐし、しょうゆを加えてよく混ぜ、塩そぼろと万能ねぎを加えて混ぜ合わせる。
2. 卵焼き器を中火で熱し、サラダ油をなじませてから**1**の⅓量を流し入れ、全体に卵液を広げる。まわりが固まってきたら手前に向かって巻き込み、巻いた卵を奥に移し、あいたところにサラダ油を塗り広げ、残りの**1**の½量を流し入れ、手前に巻く。同様に残りの**1**を流し入れて焼く。
3. 粗熱が取れたら、食べやすい大きさに切り分ける。

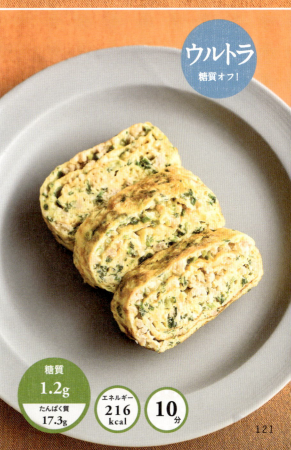

ウルトラ 糖質オフ！
糖質 1.2g／たんぱく質 17.3g／エネルギー 216kcal／10分

レンチンのメインおかず

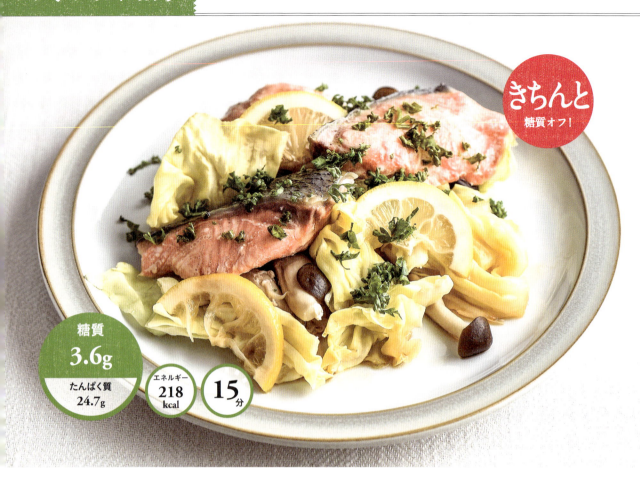

きちんと糖質オフ!

糖質 **3.6g**
たんぱく質 24.7g
エネルギー 218 kcal
15分

鮭とキャベツのレモンバターしょうゆ

アンチエイジング食材の鮭をレモンでさっぱり

 お弁当
 夕食

材料（2人分）
生鮭（切り身）…2切れ（200g）
塩・こしょう…各少々
キャベツ…100g
しめじ…½パック
レモン（輪切り）…2枚
バター…15g
白ワイン（辛口）…小さじ2
しょうゆ…小さじ4
パセリ（みじん切り）…適宜

作り方
1 鮭は余分な水けを取り、2～3等分に切り、塩、こしょうをまぶす。
2 キャベツは一口大にちぎり、しめじは小房に分ける。レモンは半分に切る。
3 耐熱ボウルにしめじとキャベツを敷き詰め、鮭とレモンをのせ、バターをちぎってのせる。白ワインとしょうゆを回しかけ、ラップをふんわりとかけて電子レンジで5～6分加熱する。好みでパセリを散らす。

＊調理point＊

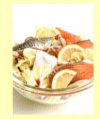

野菜を下に敷き上に鮭をのせて

耐熱ボウルの下には野菜を敷き詰め、上には鮭を重ねて、旨味を下に落としながらまんべんなく加熱します。

糖質オフのおかず作りも、ときにはラクをしたいもの。
耐熱ボウルや耐熱皿があれば、材料を重ねてレンチンで完成するメインおかずを紹介します。

レンチンのメインおかず

豚ともやしのプルコギ風

おろしにんにくとみその風味がおいしい！

材料（2人分）
- 豚こま切れ肉…120g
- A【おろしにんにく・みそ・ラカントS（顆粒）各小さじ1、酒・白すりごま各小さじ2、しょうゆ大さじ1】
- 大豆もやし…½袋
- 玉ねぎ…¼個
- にんじん…20g
- にら…¼束
- ごま油…小さじ1

作り方
1. 豚肉は一口大に切り、混ぜ合わせたAをよくもみ込む。
2. 大豆もやしはひげ根を取り、玉ねぎは薄切り、にんじんはせん切り、にらは4～5cm長さに切る。
3. 耐熱ボウルに玉ねぎとにんじん、大豆もやし、にら、1の順にのせ、ごま油を回しかける。ラップをふんわりとかけて電子レンジで5分加熱し、混ぜ合わせる。

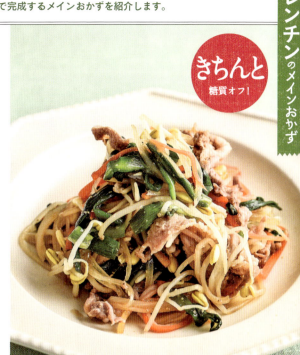

きちんと糖質オフ！

糖質 4.8g / たんぱく質 15.3g / エネルギー 225kcal / 15分

* **調理point** *

野菜を覆うようにのせる

下味をつけた肉は野菜を覆うようにのせて。旨味が野菜にしみます。

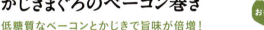

かじきまぐろのベーコン巻き

低糖質なベーコンとかじきで旨味が倍増！

材料（2人分）
- かじきまぐろ（切り身）…2切れ（180g）
- しょうゆ…小さじ2
- ベーコン…3～4枚
- 粗びき黒こしょう…少々

作り方
1. かじきまぐろは余分な水けを取り、しょうゆをまぶし、3～4等分に切る。
2. ベーコンは半分の長さに切り、かじきまぐろに巻きつける。
3. 耐熱容器に入れ、ラップをかけずに電子レンジで2分加熱する。器に盛り、粗びき黒こしょうをふる。

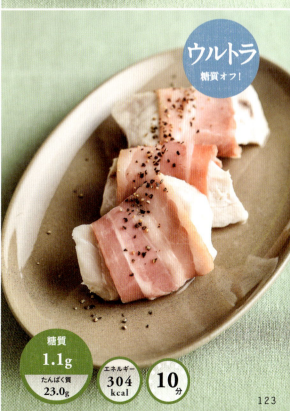

ウルトラ糖質オフ！

糖質 1.1g / たんぱく質 23.0g / エネルギー 304kcal / 10分

* **おすすめ！サブおかず** *

アボカドとズッキーニの梅おかか和え →P94［糖質2.8g］

なすと枝豆のごま和え →P170［糖質4.7g］

123

レンチンのサブおかず

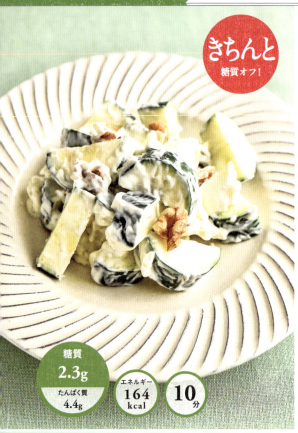

きちんと 糖質オフ！

糖質 **2.3g**
たんぱく質 **4.4g**
エネルギー **164kcal**
10分

ズッキーニとくるみのクリームチーズ和え

濃厚な和え衣のゆずこしょうがアクセント

お弁当 / 夕食

材料（2人分）
- ズッキーニ…1本
- くるみ（ロースト・無塩）…15g
- クリームチーズ…50g
- ゆずこしょう…小さじ1/3
- マヨネーズ…小さじ1
- 塩…小さじ1/4

作り方
1. ズッキーニは1cm厚さの半月切りにし、耐熱皿にのせ、ラップをふんわりとかけて電子レンジで1分～1分30秒加熱する。
2. ボウルに室温に戻したクリームチーズを入れ、フォークでなめらかになるようにつぶし、ゆずこしょうと塩、マヨネーズを加えて混ぜる。
3. 1を加えて混ぜ、砕いたくるみを加えて混ぜ合わせる。

＊糖質オフ！ point ＊
クリームチーズは室温に戻すとやわらかくなり、具材によくからむので和え衣に最適です。濃厚なので満足感も◎。

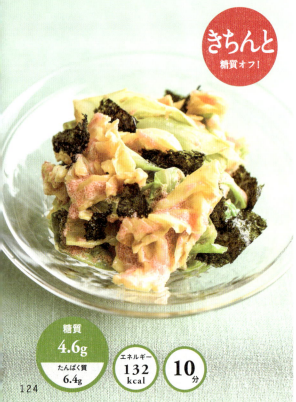

きちんと 糖質オフ！

糖質 **4.6g**
たんぱく質 **6.4g**
エネルギー **132kcal**
10分

キャベツの明太マヨ和え

食物繊維をたっぷり補給！　やみつき必至キャベツ

お弁当 / 夕食

材料（2人分）
- キャベツ…200g
- しょうゆ…小さじ2
- 明太子…1/2腹
- マヨネーズ…大さじ2
- 焼きのり…全形1/2枚

作り方
1. キャベツは一口大のざく切りにし、耐熱ボウルに入れ、しょうゆを回しかけて軽く混ぜる。ラップをふんわりとかけて電子レンジで3分加熱する。
2. 明太子は薄皮を取ってほぐし、マヨネーズを混ぜ合わせておく。
3. 1の粗熱が取れたら水けを軽くきり、2を加えて混ぜ合わせ、ちぎった焼きのりを加えて混ぜ合わせる。

＊おすすめ！メインおかず＊

豚肉のしそチーズ巻き焼き→P57
[糖質0.7g]

えびのから揚げ→P77
[糖質1.8g]

野菜を使ったサブおかずこそ、レンチン調理の得意分野。
湯を沸かす手間が省けるので本当にラク。和えるときは、粗熱を取ってからが◎。

レンチンのサブおかず

ピーマンともやしのザーサイ和え

ザーサイの塩分でピーマンともやしをおいしく！

お弁当 / 夕食

材料（2人分）
- ピーマン…2個
- もやし…½袋
- ザーサイ…30g
- A【しょうゆ・酢・白いりごま各小さじ1、ごま油小さじ½】

作り方
1. ピーマンは縦半分に切ってから横に細切りにする。ザーサイはせん切りにする。もやしはひげ根を取る。
2. 耐熱ボウルに1を入れて軽く混ぜ合わせ、ラップをふんわりとかけて電子レンジで2分加熱する。
3. 軽く汁けをきり、Aを加えて混ぜ合わせる。

おすすめ！メインおかず

なすのせシューマイ →P67 [糖質6.6g]

キムチえびマヨサラダ →P75 [糖質4.8g]

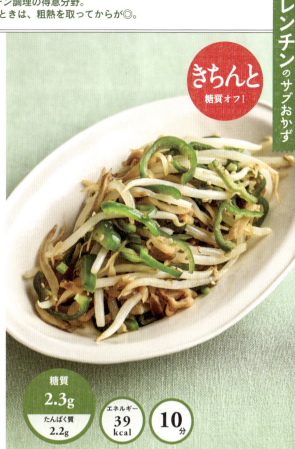

きちんと 糖質オフ！

糖質 2.3g / たんぱく質 2.2g / エネルギー 39kcal / 10分

セロリのエスニックマリネ

セロリとみょうがの香りとシャキッと食感が◎

朝食 / お弁当

材料（2人分）
- セロリ…1本
- みょうが…1個
- しょうが（みじん切り）…½かけ分
- オリーブオイル・ナンプラー…各小さじ2
- 酢…大さじ1

作り方
1. セロリは斜め薄切り、みょうがは縦半分に切ってから薄切りにする。
2. 耐熱容器に全ての材料を入れて軽く混ぜる。ラップをふんわりとかけて電子レンジで1分30秒加熱し、混ぜ合わせる。

糖質オフ！point

セロリもみょうがも、低糖質。セロリは加熱しても香りがあまり消えないので、レンチンに向いています。

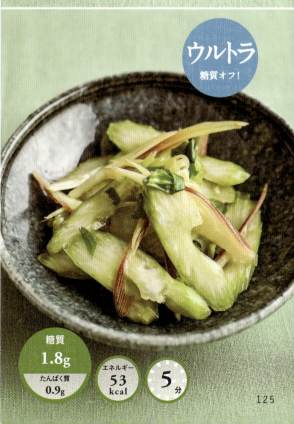

ウルトラ 糖質オフ！

糖質 1.8g / たんぱく質 0.9g / エネルギー 53kcal / 5分

レンチンのサブおかず

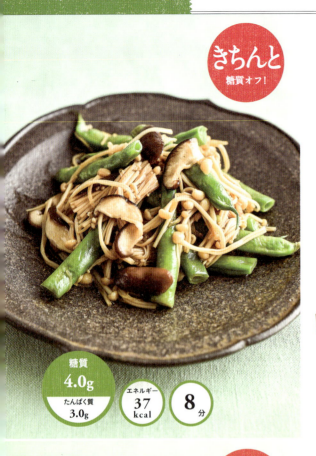

きちんと 糖質オフ！

糖質 4.0g
たんぱく質 3.0g
エネルギー 37kcal
8分

きのこといんげんのしょうが煮
デトックス効果！ 2種のきのこをたっぷり補給

お弁当 / 夕食

材料（2人分）
- えのきだけ…½袋
- しいたけ…3枚
- さやいんげん…8本
- しょうが…1かけ
- A【しょうゆ大さじ1、ごま油・ラカントS（顆粒）各小さじ½】

作り方
1. しょうがはせん切りにする。えのきは長さを半分に切ってほぐす。しいたけは薄切り、いんげんは2～3等分に切る。
2. 耐熱容器に1を入れて平らにならし、混ぜ合わせたAを回しかける。
3. ラップをふんわりとかけて電子レンジで約3分加熱し、混ぜ合わせて味をなじませる。

＊おすすめ！メインおかず＊

 ピーマンの肉詰め焼き →P67 [糖質6.7g]

 桜えびと刻みキャベツの卵焼き →P81 [糖質2.3g]

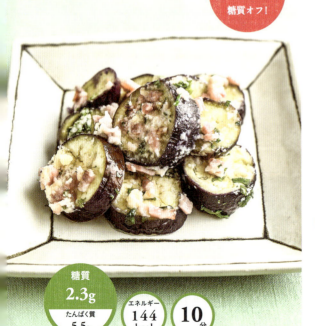

きちんと 糖質オフ！

糖質 2.3g
たんぱく質 5.5g
エネルギー 144kcal
10分

なすのベーコンレンジ蒸し
ベーコンの旨味がなすにしみ込んでおいしい！

朝食 / お弁当

材料（2人分）
- なす…2本
- ベーコン（ハーフ）…3枚
- パルメザンチーズ…大さじ2
- パセリ（みじん切り）…大さじ1
- A【おろしにんにく小さじ½、オリーブオイル小さじ2、塩・こしょう各少々】

作り方
1. なすは1cm幅の輪切りにして耐熱ボウルに入れ、Aを加えて全体にからめる。
2. ベーコンは粗みじん切りにして1の上に散らし、ラップをふんわりとかけて電子レンジで3分加熱する。
3. 軽く混ぜ、粗熱が取れたところで、パルメザンチーズとパセリを加えて混ぜ合わせる。

＊おすすめ！メインおかず＊

 鶏手羽元とスナップえんどうの白ワインオリーブ煮 →P55 [糖質4.2g]

 鮭とキャベツのレモンバターしょうゆ →P122 [糖質3.6g]

レンチン調理でも、炒め物や煮物、蒸し物などができるから、
バラエティー豊かなサブおかずが作れます。ぜひ挑戦してみて！

レンチンのサブおかず

青菜の中華炒め風
にんにく＆ごま油の風味としらすの塩けが◎

お弁当 / 夕食

材料（2人分）
チンゲン菜…大1株
しらす干し…20g
にんにく…½かけ
A【ごま油・しょうゆ・水各小さじ1、鶏がらスープの素小さじ½】

作り方
1 チンゲン菜は縦4等分にして1cm幅の斜めに切る。にんにくはみじん切りにする。
2 耐熱ボウルに1としらす干しを入れ、混ぜ合わせたAを回しかけ、ラップをふんわりとかけ、電子レンジで3分加熱し、混ぜ合わせる。

糖質オフ！point
小松菜の糖質は100g中0.5g。レタスや白菜、セロリよりも低いです。アクが少ないので電子レンジ加熱に◎。

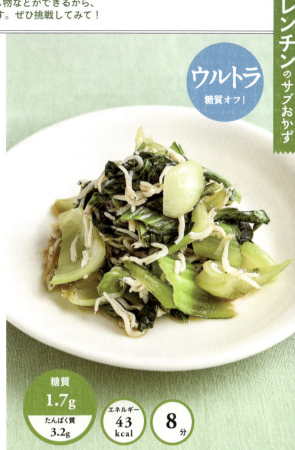

ウルトラ糖質オフ！

糖質 1.7g / たんぱく質 3.2g / エネルギー 43kcal / 8分

ピリ辛こんにゃく
糖質ほぼゼロのこんにゃくをラカントで甘辛に

お弁当 / 夕食

材料（2人分）
こんにゃく…1枚（180g）
A【しょうゆ大さじ1・½、酒・ラカントS（顆粒）各小さじ1、ごま油小さじ½、赤唐辛子（輪切り）½本分】

作り方
1 こんにゃくは一口大にちぎり、ペーパータオルを2枚重ねた耐熱皿にのせ、電子レンジで2分加熱する。
2 ペーパータオルを外し、Aを加えて手でよくもみ込み、さらにラップをかけずに電子レンジで2分加熱し、よく混ぜてなじませる。

糖質オフ！point
こんにゃくは、糖質がほぼゼロ。食物繊維が豊富に含まれているので、腸内環境を整えるのにも効果的です。

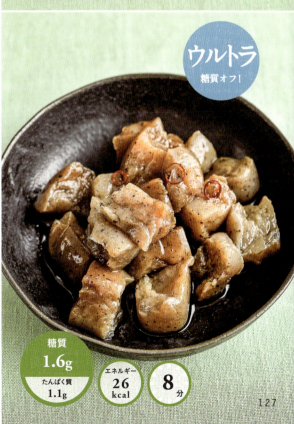

ウルトラ糖質オフ！

糖質 1.6g / たんぱく質 1.1g / エネルギー 26kcal / 8分

COLUMN

糖質オフダイエット Q&A
▶▶▶ 調理編 ◀◀◀

Q 揚げ物をするときに、おから粉以外で使えるものはありますか?

A 低糖質の衣は、から揚げ用には、大豆粉、高野豆腐粉、小麦グルテンを。フライのパン粉の代わりには、細かく刻んだ油揚げ、乾燥湯葉、糖質オフパンを。いりごまや刻んだナッツなどを使用すると、香ばしい揚げ物に。おから粉とマヨネーズを合わせたものを食材にからめると、衣がつきやすくなります。

Q バターやサラダ油、ごま油などのなかでおすすめの調理油は何ですか?

A オレイン酸を多く含むオリーブ油は、酸化しにくいので加熱用に、バターやラード、風味づけにはごま油を。α-リノレン酸を含むアマニ油、えごま油などは生食に。アレルギーや心疾患発症の原因となるリノール酸を含むサラダ油、人工的に作られたトランス脂肪酸を多く含むマーガリン等は要注意です。

Q ラカントなら砂糖の代わりに同じ量を使っても大丈夫ですか?

A ラカントSは砂糖と同じ甘さの甘味料なので、使用量は砂糖と同じ。ラカントSの主成分は、エリスリトールという糖アルコールで、血糖値を上げず、カロリーもゼロなので安心。ただ大量に摂取すると体調や体質により緩下作用を起こすことも。成人の場合、1日あたり40gぐらいの摂取を目安に。

Q こしょうが意外と糖質が高いと聞いたのですが、スパイスやハーブも気をつけたほうがいいですか?

A こしょうの糖質量は、100g中68.3g。数値だけ見ると糖質が高くて使えない!と思ってしまいますが、こしょうのひとふりは約0.1g足らずなので、気にしなくても大丈夫。スパイスやハーブもほぼ同じです。これらは、料理に味のバリエーションをつけるために有効なので、上手に活用しましょう。

Q 唐辛子などの辛い料理は、糖質オフダイエットに効果はありますか?

A 辛い料理は、カプサイシンなどの痩身効果があるように思いますが、とくに糖質オフダイエットにおいて効果があるとはいえません。市販のお惣菜や外食メニューのなかには、甘味を加えて辛味をまろやかに仕上げてある料理もあり、意外に砂糖などの甘味料を多く使用していることがあるので注意が必要です。

Q マヨネーズは、低カロリーのものを選んだほうがダイエットには安心ですか?

A マヨネーズは砂糖を使用していない普通のものを選びましょう。低カロリーのものは、その分、味をととのえるために砂糖などを加えているので、普通のマヨネーズより糖質量が多くなります。また全卵使用と卵黄使用のマヨネーズは、糖質量がわずかながら少ない卵黄使用のマヨネーズをおすすめします。

Part 4

1品で 栄養バランス満点！
糖質オフの鍋料理・煮込み・スープ

肉、魚介、豆腐と野菜をたっぷり煮込んだ鍋料理、煮込み、スープは、糖質オフダイエットに最適なメニュー。糖質が低いうえ、たんぱく質、ビタミン、ミネラルが豊富なので、栄養バランスも満点！ また、お腹がいっぱいになるので、満足感を得ることができます。

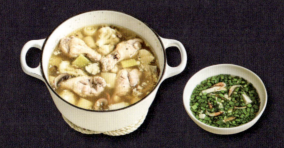

ラクうま糖質オフ！の夜ごはん ①

総糖質 12.5g
総たんぱく質 38.6g
総エネルギー 540 kcal

豚しゃぶねぎ塩ダレメインの野菜たっぷり献立

夜ごはんは、野菜たっぷりの低糖質献立でやせ体質に。豚しゃぶのメインおかずにも野菜をたっぷり盛り合わせて。作りおきおかずや汁物を合わせてボリューム満点の内容に。

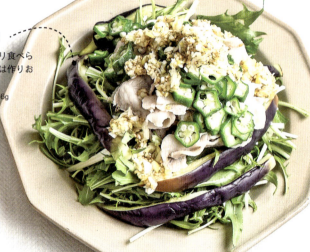

しらたきとにんじんのたらこ炒め和え→P94
作りおきおかずがあると、食事作りも断然ラクに。しらたきで食物繊維を補給。
[糖質 2.2g　たんぱく質 7.8g　88kcal]

豚しゃぶねぎ塩ダレ→P59
低糖質の野菜をモリモリ食べられる一品。ねぎ塩ダレは作りおきしておくと便利。
[糖質 4.6g　たんぱく質 18.6g　276kcal]

ゴーヤのおかかチーズ→P166
ゴーヤはビタミンCたっぷり。苦味があるので、チーズと組み合わせてマイルドに。
[糖質 2.9g　たんぱく質 9.5g　138kcal]

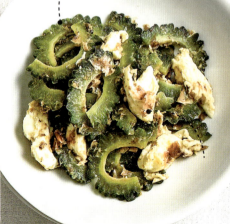

たたきオクラののりみそ汁→P146
あっという間にできる簡単みそ汁。のりの風味とオクラのとろみがおいしい。
[糖質 2.8g　たんぱく質 2.7g　38kcal]

-MEMO-
低糖質の野菜ならたくさん食べてOK
水菜、なす、オクラ、ゴーヤなどの低糖質の野菜はたくさん食べてOK。にんじんはやや糖質高めなので、しらたきでかさ増しするのがポイント。たんぱく質と一緒にたっぷりと食べましょう。

ラクうま糖質オフ！の夜ごはん②

総糖質 **12.3g**
総たんぱく質 35.2g
総エネルギー **620kcal**

牛切り落とし肉のカレークリーム煮＋チョップドサラダの献立

煮込み料理とシャキシャキのサラダの組み合わせは、ボリューム＆味のバランスも抜群。ブランパンなどの糖質オフパンを添えましょう。赤ワインを合わせて優雅なひとときを。

ラクうま糖質オフ！の夜ごはん

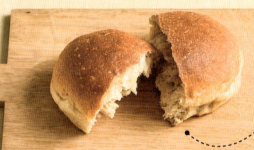

ブランパンなど糖質オフパン
ブランパンはふすま粉を使った低糖質パン。ふわふわの食感と風味を味わって。
[糖質 2.2g　たんぱく質 6.0g　70kcal]

蒸し大豆と野菜のチョップドサラダ→P98
作りおきでまとめて作っておけば、あとは盛りつけるだけ！シャキシャキの食感が◎。
[糖質 4.2g　たんぱく質 9.3g　157kcal]

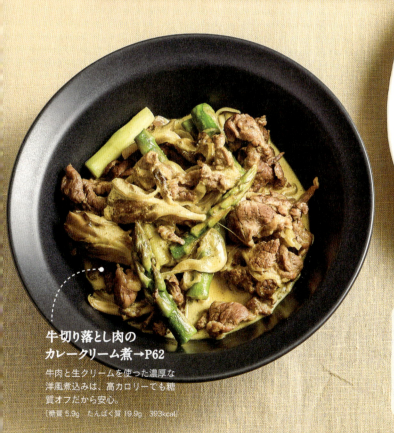

牛切り落とし肉のカレークリーム煮→P62
牛肉と生クリームを使った濃厚な洋風煮込みは、高カロリーでも糖質オフだから安心。
[糖質 5.9g　たんぱく質 19.9g　393kcal]

-MEMO-
濃厚なクリーム煮にはブランパンを
ブランパンはあっさりとした味わいなので、カレークリーム煮のような濃厚な煮込み料理とよく合い、大満足の夕食に。低糖質だからといって油断して食べすぎないように注意して。

ラクうま糖質オフ!の夜ごはん③

総糖質 **6.4g**
総たんぱく質 29.1g
総エネルギー **526 kcal**

お豆腐から揚げ＋ピリ辛マヨ和えの献立

ふわふわ食感の豆腐のから揚げに、ピリ辛マヨ和えとスープを組み合わせた和風献立。ヘルシーな食材を使いながら、揚げたり、マヨネーズで和えることでコクと旨味をアップ。

お豆腐から揚げ→P85
豆腐に鶏ひき肉を加えて旨味アップ。小麦粉の代わりにおから粉を使って糖質オフ!
[糖質 3.1g　たんぱく質 22.5g　352kcal]

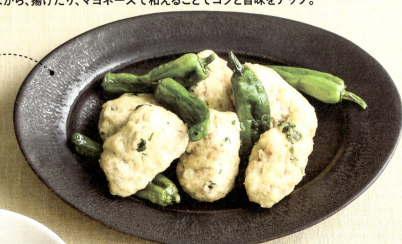

油揚げと白菜の
さっと煮ピリ辛マヨ和え→P95
低糖質の油揚げは白菜とさっと煮てから、マヨネーズを加えてさらにコクをアップ。
[糖質 2.1g　たんぱく質 3.0g　123kcal]

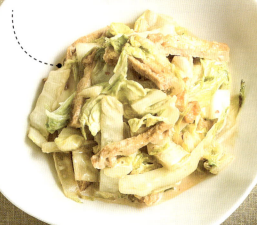

刻みにらと桜えびの
中華スープ→P147
桜えびの香りがおいしい簡単スープ。しょうがのすりおろしを加えて代謝を上げて。
[糖質 1.2g　たんぱく質 3.6g　51kcal]

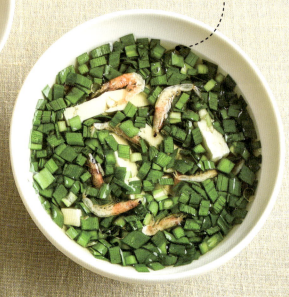

-MEMO-
お豆腐から揚げはたくさん食べても◎
豆腐のから揚げは、鶏のから揚げよりも、脂質が少なくヘルシー。小麦粉の代わりにおから粉を使って低糖質にしているので、たくさん食べてもOK。食物繊維もたっぷりとれるから、便秘予防にも。

ラクうま糖質オフ！の夜ごはん ④

総糖質 **7.9g**
総たんぱく質 **16.5g**
総エネルギー **400kcal**

おろしレモン鍋＋青菜の中華炒め風の献立

糖質オフダイエットを続けるなら、夜ごはんは鍋料理にするのがおすすめ。たんぱく質も野菜もたっぷりとれて、栄養バランスがよくなるほか、お腹いっぱい食べられます。

おろしレモン鍋 →P136
脂身の多い豚バラ肉を、大根おろしとレタス、レモンでさっぱり＆ヘルシーに！
［糖質 4.9g　たんぱく質 10.7g　334kcal］

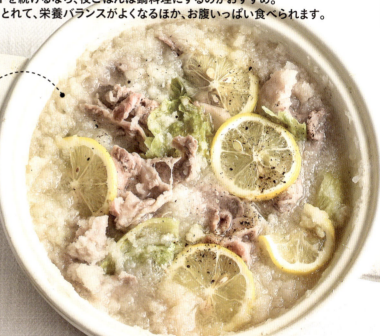

しらたきとじゃこ、きゅうりの酢の物 →P93
春雨の代わりにしらたきを使って糖質オフ！ 酢の物の甘味にはラカントを使って。
［糖質 1.3g　たんぱく質 2.6g　23kcal］

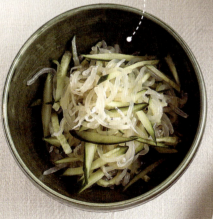

青菜の中華炒め風 →P127
電子レンジであっという間にできる炒め物。しっかりしょうゆ味がおいしい。
［糖質 1.7g　たんぱく質 3.2g　43kcal］

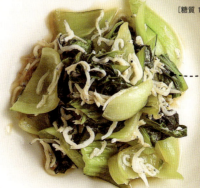

-MEMO-
お鍋はサブおかずでバランスよく
豚バラ肉のさっぱり鍋には、酸味が効いた酢の物やしょうゆ味のしっかりとした中華炒めを添えると味のバランスがよくなります。レンチンおかずも1品あると、食事作りが断然ラクになります。

お腹いっぱい食べてやせる！

糖質オフダイエットに
鍋料理・煮込み・スープがいいワケ

鍋料理や煮込み、スープは簡単に作れるうえに、さまざまな具材を食べられ、
シメなしでもお腹がいっぱいに。糖質オフダイエットの強い味方です！

1 野菜&たんぱく質をたっぷり食べても糖質オフ！

煮込み料理の優れているところは、肉や魚介、野菜類を、スープに溶け出した栄養素ごとたっぷり食べられること。かさがある野菜も、加熱することでボリュームダウンするので、たくさん食べることができます。また、ごはんや麺類を食べなければ、いくら食べても太りすぎることはありません。さまざまな味つけで、好きな食材を好きなだけ食べましょう。ただし、市販の「鍋のもと」やポン酢しょうゆなどの調味料には糖質が多いので、手作りするのが一番です。

2 材料を切って煮るだけ！だからラク！ そして続く！

ラクであることも、ダイエットを続けるためには重要なポイントです。鍋料理、煮込み、スープは基本的に、食材を切って煮るだけでできてしまいます。手順が少ないので、まずくなる心配もあまりありません。身のやわらかい魚介類を煮すぎないようにするぐらい。調理器具も食器も少なくて済み、後片付けも簡単。心配なのは飽きがくることですが、鍋料理、煮込み、スープはバリエーションも豊富。食材、味つけを変えながら毎日でも楽しめます。

3 スープや煮込みはまとめて作っておけるのもうれしい

仕事で遅く帰宅したときなどに、温かいスープを口に入れるとホッとするものです。体にやさしくて低糖質なスープや煮込みをぜひ手作りしましょう。スープや煮込みは簡単にできてすぐにおいしく食べられますが、多めに作って保存しておくのも一つの手です。まとめて作ったほうがおいしくなるだけでなく、家に何もないときのお助けストックとしても活躍。休日などにまとめて作り、冷凍保存しておくとよいでしょう。

4 ごはんがなくても満足!!シメはしらたきや糖質ゼロ麺で満腹！

鍋料理といえばおじややうどん、ラーメンなどのシメを食べたくなりますが、これらは糖質たっぷりなので、避けたいものです。でも、我慢する必要はありません。代替食品のしらたきや糖質ゼロ麺を活用しましょう。食感やのどごしなどで麺を食べている気分が味わえるほか、スープがしみ込んでおいしくいただけます。また、しらたきや糖質ゼロ麺はお腹の中でふくらむので、満腹感も十分。糖質オフでも、お腹いっぱい、大満足です。

鍋料理・煮込み・スープ BEST食材

鍋料理・煮込み・スープの具材におすすめの食材と、その糖質量を紹介します。
上手に組み合わせながら、おいしく糖質オフを続けましょう。

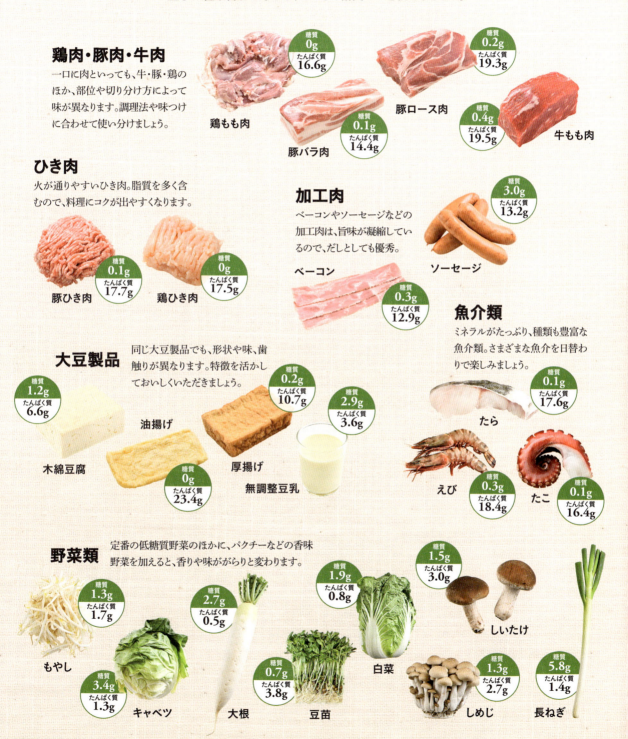

鶏肉・豚肉・牛肉
一口に肉といっても、牛・豚・鶏のほか、部位や切り分け方によって味が異なります。調理法や味つけに合わせて使い分けましょう。

- 鶏もも肉 糖質 0g / たんぱく質 16.6g
- 豚バラ肉 糖質 0.1g / たんぱく質 14.4g
- 豚ロース肉 糖質 0.2g / たんぱく質 19.3g
- 牛もも肉 糖質 0.4g / たんぱく質 19.5g

ひき肉
火が通りやすいひき肉。脂質を多く含むので、料理にコクが出やすくなります。

- 豚ひき肉 糖質 0.1g / たんぱく質 17.7g
- 鶏ひき肉 糖質 0g / たんぱく質 17.5g

加工肉
ベーコンやソーセージなどの加工肉は、旨味が凝縮しているので、だしとしても優秀。

- ベーコン 糖質 0.3g / たんぱく質 12.9g
- ソーセージ 糖質 3.0g / たんぱく質 13.2g

大豆製品
同じ大豆製品でも、形状や味、歯触りが異なります。特徴を活かしておいしくいただきましょう。

- 木綿豆腐 糖質 1.2g / たんぱく質 6.6g
- 油揚げ 糖質 0g / たんぱく質 23.4g
- 厚揚げ 糖質 0.2g / たんぱく質 10.7g
- 無調整豆乳 糖質 2.9g / たんぱく質 3.6g

魚介類
ミネラルがたっぷり、種類も豊富な魚介類。さまざまな魚介を日替わりで楽しみましょう。

- たら 糖質 0.1g / たんぱく質 17.6g
- えび 糖質 0.3g / たんぱく質 18.4g
- たこ 糖質 0.1g / たんぱく質 16.4g

野菜類
定番の低糖質野菜のほかに、パクチーなどの香味野菜を加えると、香りや味ががらりと変わります。

- もやし 糖質 1.3g / たんぱく質 1.7g
- キャベツ 糖質 3.4g / たんぱく質 1.3g
- 大根 糖質 2.7g / たんぱく質 0.5g
- 豆苗 糖質 0.7g / たんぱく質 3.8g
- 白菜 糖質 1.9g / たんぱく質 0.8g
- しいたけ 糖質 1.5g / たんぱく質 3.0g
- しめじ 糖質 1.3g / たんぱく質 2.7g
- 長ねぎ 糖質 5.8g / たんぱく質 1.4g

*糖質、たんぱく質量は100gあたりの数値です。

鍋料理

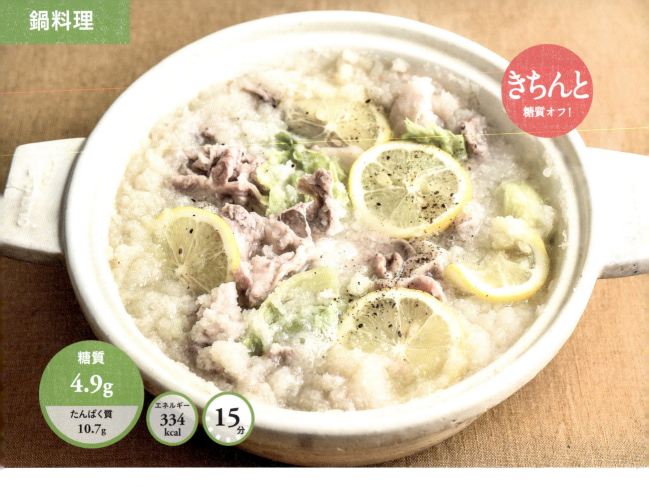

糖質 4.9g
たんぱく質 10.7g
エネルギー 334 kcal
15分

きちんと糖質オフ！

おろしレモン鍋
豚バラ肉がさっぱり食べられるヘルシー鍋

夕食

材料（2人分）
豚バラしゃぶしゃぶ用肉
　…140g
大根おろし…150g
レタス…小1個
レモン（輪切り）…4～6枚
鶏がらスープの素…大さじ½
水…2・½カップ
粗びき黒こしょう…適宜

作り方
1 豚肉は4～5cm幅に切る。レタスは一口大にちぎる。
2 鍋に全ての材料を入れて強火にかける。煮立ったら、アクを取り除きながら中火で7～8分煮る。好みで粗びき黒こしょうをふる。

＊糖質オフ！ point＊

豚バラ肉の脂身も大根おろしとレモンでさっぱり！

豚バラ肉は糖質がほぼゼロだから、たっぷり食べてもOK！　大根おろしとレモンを加えることで、脂っこさを取り除き、さっぱりとした味わいに。

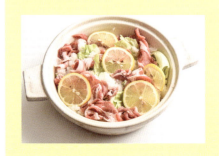

＊おすすめ！サブおかず＊

さば缶のエスニックサラダ
→P160［糖質4.3g］

湯葉巻き揚げ
→P164［糖質3.6g］

鍋料理

ゆる
糖質オフ！

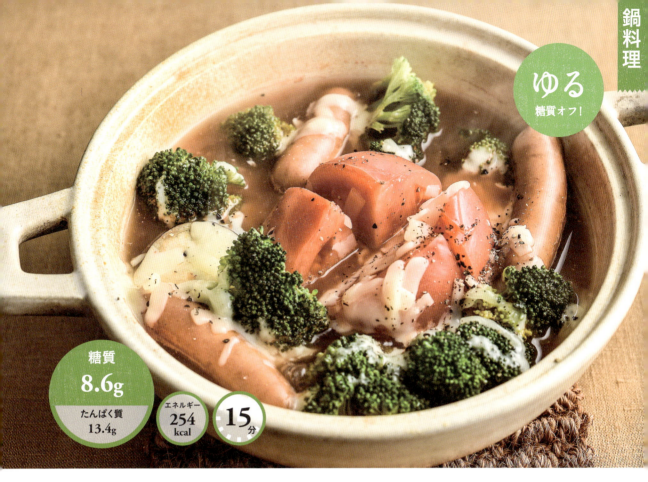

糖質 8.6g
たんぱく質 13.4g
エネルギー 254 kcal
15分

まるごとトマト鍋
ウインナーと濃厚チーズでコクをアップ！

 夕食

材料（2人分）
トマト…大1個
なす…2本
ブロッコリー…4房
ウインナーソーセージ…4本
ピザ用チーズ…40g
A【トマトピューレ大さじ1、
　コンソメスープの素小さじ
　1、水2・1/2カップ】
粗びき黒こしょう…適宜

作り方
1 トマトは縦4等分に切る。なすは1cm厚さの輪切り、ブロッコリーは小房に分け、さらに半分に切る。
2 鍋にAを入れ、ブロッコリー、ソーセージ、なすを加え、真ん中にトマトをのせ、強火にかける。
3 煮立ったら中火で7〜8分煮て、食べる直前にチーズを散らし、好みで粗びき黒こしょうをふる。

＊糖質オフ！ point ＊

ソーセージと緑黄色野菜、
チーズでいただく低糖質鍋！

彩りはもちろん、たんぱく質＆ビタミン、ミネラルバランス満点の低糖質洋風鍋。真ん中にトマトをのせて崩しながら食べるとおいしいです。

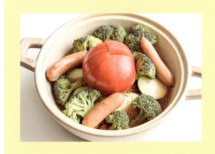

＊おすすめ！サブおかず＊

まいたけとエリンギのピクルス
→P103 [糖質1.9g]

焼きズッキーニのスパイスナッツ
→P169 [糖質3.6g]

137

鍋料理

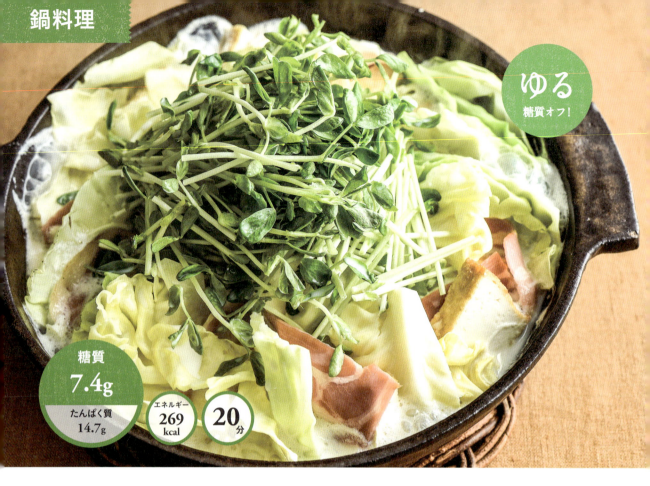

ゆる
糖質オフ！

糖質 7.4g
たんぱく質 14.7g
エネルギー 269 kcal
20分

豆乳ミルフィーユ鍋
大豆製品に含まれるサポニンで効率よくやせる！

夕食

材料（2人分）
- キャベツ…¼個
- 厚揚げ…½枚（90g）
- ベーコン…3枚
- 豆苗…½袋
- A【水½カップ、無調整豆乳1カップ、コンソメスープの素小さじ1、ゆずこしょう小さじ⅓】

作り方
1 キャベツはざく切り、厚揚げは5〜6mm厚さの一口大に切り、ベーコンは4〜5cm幅に切る。豆苗は根元を切り落として半分に切る。
2 小さめの鍋にキャベツ、ベーコン、厚揚げを交互に隙間なく詰め、Aを加えて強火にかける。煮立ったら豆苗をのせ、弱めの中火で7〜8分煮る。

* 糖質オフ！ point *

厚揚げとベーコン、豆乳の相性が抜群なクリーミー鍋

スープに使う豆乳は低糖質なので、汁ごと食べてOK。厚揚げでボリュームを出し、ベーコンで旨味をプラスするから、鍋ひとつで大満足です。

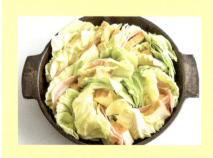

* おすすめ！サブおかず *

アボカドとズッキーニの梅おかか和え
→P94 ［糖質2.8g］

きのこといんげんのしょうが煮
→P126 ［糖質4.0g］

鍋料理

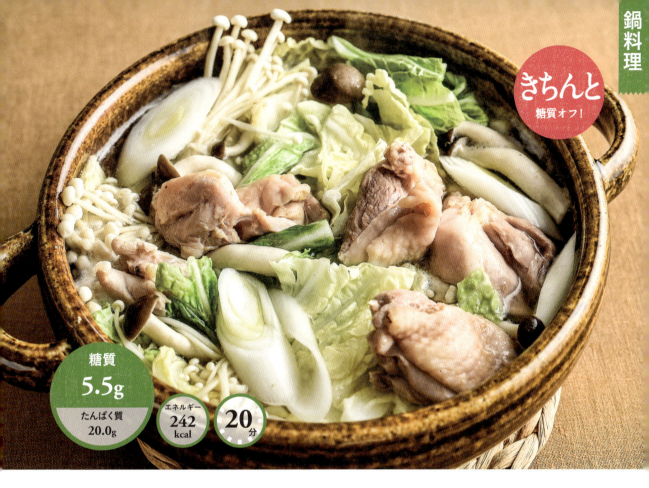

きちんと
糖質オフ！

糖質
5.5g
たんぱく質
20.0g
エネルギー
242
kcal
20
分

きのこと鶏肉の水炊き
ポン酢は手作りがおすすめ！ きのこもたっぷり 夕食

材料（2人分）
鶏もも肉…小1枚（200g）
白菜…150g
長ねぎ…1本
しめじ…½パック
えのきだけ…⅓袋
だし汁…2・⅓カップ
ゆずこしょう・ポン酢しょうゆ（低糖質のもの）…各適量

※レモンごまポン酢
耐熱容器にレモン汁大さじ1、酢・しょうゆ各大さじ2、ラカントS（顆粒）小さじ2、白すりごま小さじ1を混ぜ合わせ、電子レンジで20秒加熱してよく混ぜる。［糖質5.8gたんぱく質3.3g／83kcal］

作り方
1 鶏もも肉は一口大に切る。白菜は3〜4cm幅に切る。長ねぎは1cm幅の斜めに切る。しめじとえのきは食べやすいようにほぐす。
2 鍋にだし汁を入れ、1を加えて強火にかける。煮立ったら弱めの中火で10分弱煮る。ゆずこしょうやポン酢しょうゆ（レモンごまポン酢）を添える。

＊おすすめ！サブおかず＊

しらたきとじゃこ、きゅうりの酢の物→P93
［糖質1.3g］

なすと枝豆のごま和え→P170
［糖質4.7g］

＊糖質オフ！ point ＊

市販のタレは糖質高め！手作りポン酢で糖質オフ！

鍋料理は低糖質でたっぷり食べても安心ですが、タレには要注意。とくに市販のポン酢やごまダレは糖質が多いので、手作りするのがおすすめ。

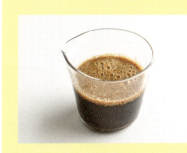

煮込み

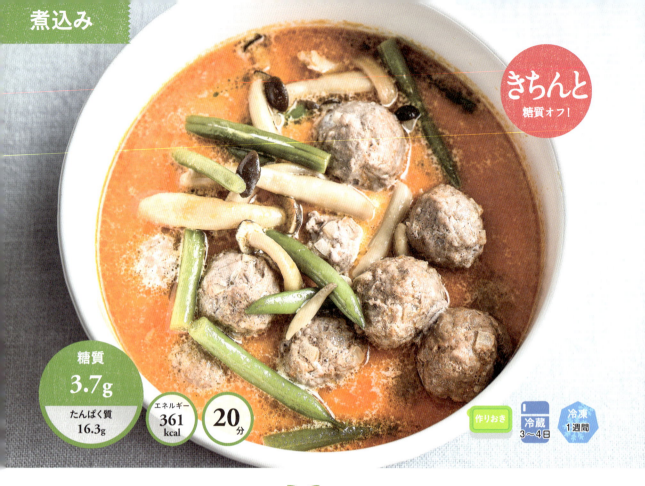

きちんと糖質オフ！

糖質 **3.7g**
たんぱく質 16.3g
エネルギー 361kcal
20分

作りおき
冷蔵 3〜4日
冷凍 1週間

ミートボールのトマトクリーム煮
玉ねぎ入りミートボールをたっぷり野菜とともに

お弁当 / 夕食

材料（作りやすい分量・4人分）
- 合びき肉…320g
- 塩・こしょう…各少々
- 玉ねぎ（みじん切り）…¼個分
- さやいんげん…12本
- しめじ…1パック
- A【トマトピューレ大さじ2、コンソメスープの素小さじ1、水2カップ】
- 生クリーム…½カップ
- オリーブオイル…大さじ1

作り方
1. ボウルに合びき肉と塩、こしょう、玉ねぎを入れて粘りが出るまで混ぜ、直径2cm程度に丸める。いんげんは3等分に切り、しめじは小房に分ける。
2. 深めのフライパンにオリーブオイルを中火で熱し、しめじ、いんげんを炒める。しんなりしてきたらAを加え、煮立ったら1のミートボールを加えて弱火で10分ほど煮込む。
3. 生クリームを加えて1〜2分煮込む。

＊おすすめ！サブおかず＊

アンチョビブロッコリーのチーズ炒め→P88
[糖質1.0g]

ブロッコリーとエリンギのシーザードレサラダ→P97
[糖質2.6g]

カリフラワーのカレーピクルス→P102
[糖質2.5g]

生ハムとかぶのブルーチーズサラダ→P158 [糖質2.9g]

＊糖質オフ！ point ＊
トマトケチャップを使わず、トマトピューレを使って糖質オフ！ ミートボールはパン粉なしでもおいしい！

煮込み

きちんと
糖質オフ！

糖質 5.3g
たんぱく質 9.8g
エネルギー 460kcal
25分

作りおき
冷蔵 3〜4日
冷凍 NG

焼きかぶとベーコンの しょうがクリーム煮

しょうがで体の芯から温まるかぶの濃厚煮込み

お弁当
夕食

材料（作りやすい分量・4人分）
かぶ…4個
かぶの茎…2個分
厚切りベーコン…4枚
A【おろししょうが20g、コンソメスープの素小さじ⅔、水3カップ】
生クリーム…1カップ
オリーブオイル…大さじ1

作り方
1 かぶは茎を残して切り落とし、皮をむいて4〜6等分に切る。かぶの茎は4〜5cm長さに切る。ベーコンは5mm厚さに切る。
2 フライパンにオリーブオイルを強火で熱し、かぶの表面を焼き色がつくまで焼く。焼き色がついたら、かぶの茎、ベーコンを加えてさっと炒め、Aを加える。
3 煮立ったら中火にして5〜6分煮込み、生クリームを加えて1〜2分煮込む。

＊おすすめ！サブおかず＊

まいたけとエリンギの ピクルス→P103
[糖質1.9g]

パルミジャーノ クミンキャベツ →P167 [糖質4.0g]

焼きズッキーニの スパイスナッツ→P169
[糖質3.6g]

アンチョビ きのこソテー→P170
[糖質2.9g]

＊糖質オフ！ point ＊

小麦粉は使わず、生クリームのコクで満足度アップ＆糖質オフ！ おろししょうがが味を引き締めます。

煮込み

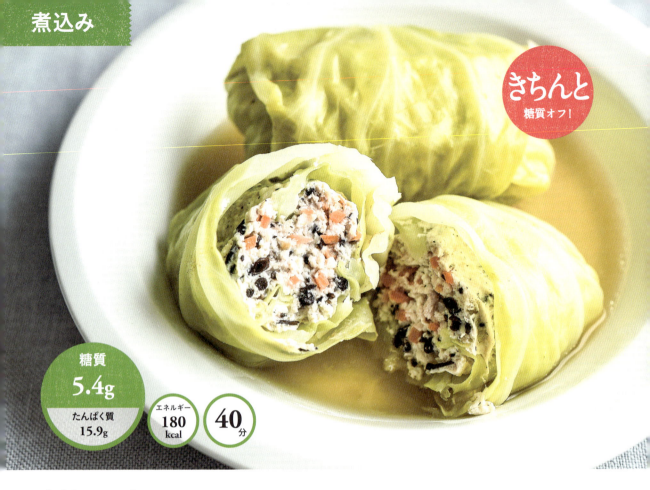

きちんと糖質オフ!

糖質 5.4g
たんぱく質 15.9g
エネルギー 180 kcal
40分

和風ロールキャベツ

豆腐と鶏ひき肉を使ったやさしい和風の味わい

 夕食

材料（2人分）

キャベツの葉…4枚分（200g）
木綿豆腐…⅓丁（100g）
A【鶏ひき肉120g、ひじき（水煮）大さじ1、にんじん（せん切り）20g、塩小さじ⅕】
だし汁…1・½カップ
しょうゆ…小さじ1

作り方

1 キャベツの葉はラップに包み、電子レンジで3分加熱する。
2 豆腐はペーパータオルを二重にして包み、20分ほど水きりをしてボウルに入れ、Aを加えて粘けが出るまでよく混ぜ、4等分にしておく。
3 キャベツの葉を広げ、手前に2をおき、左右の葉を内側に折り込み、手前から巻いて楊枝で止める。
4 小さめの鍋にだし汁を入れて強火にかけ、煮立ったところに3を入れて弱火で10分ほど煮込む。しょうゆを加え、さらに2～3分煮る。

おすすめ！サブおかず

長ねぎとベーコンのクリームグラタン→P91
[糖質3.8g]

きのことベーコンの炒めサラダ→P99
[糖質3.0g]

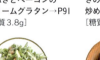
アボカドとサーモン、春菊のわさびマヨ和え→P159 [糖質2.3g]

アスパラときのこのゆかりチーズ和え→P166 [糖質2.2g]

煮込み

きちんと
糖質オフ！

糖質 3.5g
たんぱく質 23.9g
エネルギー 310 kcal
15分

豚しゃぶと豆腐の卵とじ煮

肉と豆腐を甘辛な卵でとじて満足感アップ！

夕食

材料（2人分）
豚ロースしゃぶしゃぶ用肉…130g
絹ごし豆腐…½丁（150g）
卵…2個
生わかめ…60g
三つ葉…1束
A【だし汁1カップ、ラカントS（顆粒）・酒各大さじ1、しょうゆ小さじ2、塩小さじ⅕】

作り方
1 卵は溶きほぐす。わかめは食べやすい大きさに切る。三つ葉は3～4cm長さに切る。
2 鍋にAを入れて強めの中火にかけ、煮立ったら豚肉を1枚ずつほぐしながら加え、肉の色が変わってきたら、大きめに崩した豆腐、わかめを加えて2～3分煮る。
3 溶き卵を回し入れて好みの固さに火を通し、三つ葉をのせて火を通す。

糖質オフ！ point
ミネラルが豊富なわかめの糖質は100g中2.0g。わかめを入れることで旨味が増し、満足感が得やすくなります。

おすすめ！サブおかず

しらたきとじゃこ、きゅうりの酢の物→P93
［糖質1.3g］

鶏ささみと大根の梅しそマリネ→P101
［糖質3.0g］

ピリ辛こんにゃく→P127 ［糖質1.6g］

なすと枝豆のごま和え→P170 ［糖質4.7g］

作りおきスープ

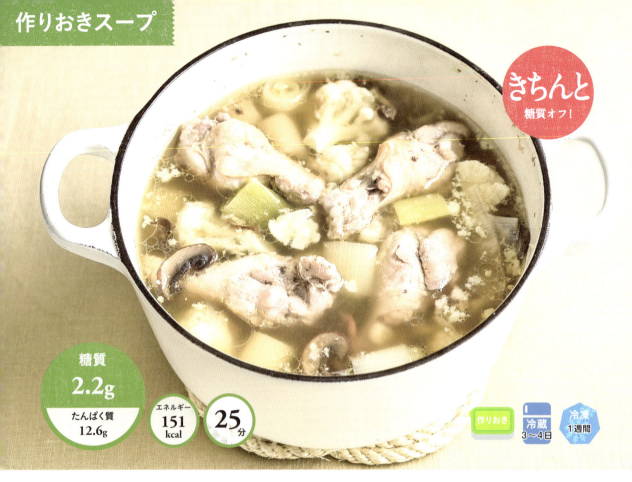

糖質 2.2g
たんぱく質 12.6g
エネルギー 151kcal
25分

きちんと糖質オフ！

作りおき／冷蔵3〜4日／冷凍1週間

鶏手羽元とカリフラワーのしょうがスープ

カリフラワーに鶏の旨味がじんわりおいしい

 お弁当
 夕食

材料（作りやすい分量・4人分）
- 鶏手羽元…8本
- 塩・こしょう…各少々
- カリフラワー…⅓個
- 長ねぎ…1本
- マッシュルーム…6個
- A【鶏がらスープの素小さじ1、しょうが（みじん切り）1かけ分、水3・½カップ】
- 塩…小さじ⅓
- オリーブオイル…小さじ1

作り方
1. 手羽元は塩、こしょうをもみ込む。カリフラワーは小房に分け、長ねぎは2cm長さのぶつ切り、マッシュルームは薄切りにする。
2. 鍋にオリーブオイルを中火で熱し、手羽元を焼き、焼き目がついたら、A、マッシュルームを加えて強火にかける。煮立ったらカリフラワーを加え、再度煮立ったら弱火にし、蓋をして10分ほど煮る。長ねぎを加え、塩で味をととのえてさらに4〜5分煮る。

調理point

鶏手羽元は表面にこんがり焼き色をつけて旨味アップ

鶏手羽元は、最初に転がしながらこんがりと全体に焼き色をつけて旨味を閉じ込めてからじっくり煮込むと、鶏のスープが滲み出ておいしくなります。

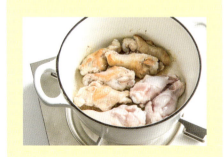

おすすめ！メイン＆サブおかず

 たらの青のりチーズピカタ →P73 [糖質1.0g]

 青菜のくたくた煮 →P169 [糖質5.0g]

作りおきスープ

きちんと 糖質オフ！

糖質 **2.3g**
たんぱく質 16.3g
エネルギー 235 kcal
15分

作りおき
冷蔵 3〜4日
冷凍 1週間

大豆もやしの坦々スープ

大豆もやしが麺の代わりになって食べ応えあり！

お弁当／夕食

材料（作りやすい分量・4人分）
- 豚ひき肉…240g
- 大豆もやし…2袋
- にら…½束
- にんにく（みじん切り）…1かけ分
- 豆板醤…小さじ1
- A【白すりごま大さじ2、ラカントS（顆粒）・しょうゆ各小さじ2、みそ小さじ4、水3・½〜4カップ】
- ごま油…小さじ2

作り方
1. にらは4〜5cm長さに切る。大豆もやしはひげ根を取る。
2. 鍋にごま油とにんにくと豆板醤を入れて弱火にかけ、香りが出たらひき肉を加え、強めの中火で肉の色が変わるまで炒める。
3. Aを加えて煮立ったら、大豆もやしとにらを加え、2〜3分煮る。

* おすすめ！メイン＆サブおかず *

 エスニック風にら玉 →P81［糖質0.7g］

 にんじんときくらげの炒めマリネ →P101［糖質4.3g］

＊調理point＊

にんにくと豆板醤を炒めて香りが出たらひき肉を

にんにくも豆板醤も最初に炒めて香りを出すことがおいしさの秘訣。ひき肉は強めの中火で炒めて。野菜はスープが煮立ったら加えます。

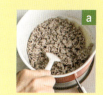 a
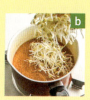 b

簡単スープ

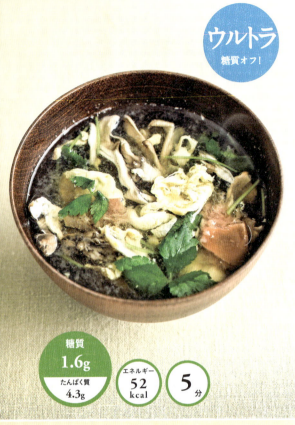

ウルトラ 糖質オフ！

糖質 1.6g
たんぱく質 4.3g
エネルギー 52 kcal
5分

きのこの梅かき玉スープ
脂肪燃焼効果が期待できる梅干し入り！

朝食 / 夕食

材料（2人分）
- まいたけ…1パック
- 卵…1個
- 梅干し…1個
- 水…2カップ
- しょうゆ…小さじ1（梅干しの塩味で加減）
- 三つ葉…¼束

作り方
1. まいたけは小房にほぐす。卵は溶きほぐす。
2. 鍋に水とまいたけ、梅干しをちぎって入れて中火にかけ、1〜2分煮る。
3. しょうゆを加えて味をととのえ、溶き卵を箸を伝わせて回し入れ、ふんわりと固まってきたら火を止め、刻んだ三つ葉を散らす。

糖質オフ！ point

糖質ほぼゼロのまいたけを1パック使って、具だくさんのかき玉汁にしましょう。汁物からも満足感を得られます。

きちんと 糖質オフ！

糖質 2.8g
たんぱく質 2.7g
エネルギー 38 kcal
8分

たたきオクラののりみそ汁
オクラのとろみとあおさの香りで満足感ある一杯

朝食 / 夕食

材料（2人分）
- オクラ…6本
- あおさのり…3g
- だし汁…2カップ
- みそ…大さじ1

作り方
1. あおさのりはひたひたの水に浸けて戻し、水けを絞る。オクラは粗く刻む。
2. 鍋にだし汁を入れて強火にかけ、煮立ったらオクラを加えてひと煮し、みそを溶き入れて温める。
3. あおさのりを加えて火を止める。

おすすめ！メイン＆サブおかず

鶏手羽中と大豆の煮物→P85 ［糖質 6.2g］

きのことベーコンの炒めサラダ→P99 ［糖質 3.0g］

思い立ったら、すぐにできる簡単スープ。どれも低糖質でダイエット中にぴったり。
主食がないときはスープがあると満足度がアップします。

簡単スープ

せん切りキャベツとハムのカレースープ

キャベツと玉ねぎ、ハムの旨味で簡単スープ

朝食／夕食

材料（2人分）
- キャベツ…80g
- ハム…2枚
- 玉ねぎ…⅙個
- カレー粉…小さじ½
- A【コンソメスープの素 小さじ½、水2カップ】
- 塩・こしょう…各少々
- オリーブオイル…小さじ1

作り方
1. キャベツはせん切り、玉ねぎは薄切り、ハムは半分に切ってから細切りにする。
2. 鍋にオリーブオイルを中火で熱し、玉ねぎを炒め、しんなりしたらカレー粉をふり入れる。
3. Aを加え、煮立ったらキャベツとハムを加えてひと煮し、塩、こしょうで味をととのえる。

きちんと糖質オフ！

糖質 3.1g ／ たんぱく質 2.8g ／ エネルギー 61kcal ／ 8分

＊おすすめ！メイン＆サブおかず＊

ミートオムレツ →P78［糖質3.3g］

ズッキーニとくるみのクリームチーズ和え →P124［糖質2.3g］

刻みにらと桜えびの中華スープ

刻みにらでカロテンなどの栄養素を効率よく摂取

朝食／夕食

材料（2人分）
- にら…⅓束
- ごま油…小さじ1
- 絹ごし豆腐…¼丁（75g）
- 桜えび…4g
- おろししょうが…小さじ1
- 水…2カップ
- しょうゆ…小さじ1
- 塩・こしょう…各少々

作り方
1. にらは粗みじん切りにし、ごま油をまぶす。豆腐は細切りにする。
2. 鍋に水としょうゆ、桜えびを入れて強火にかけ、煮立ったら1としょうがを加えてひと煮し、塩、こしょうで味をととのえる。

＊糖質オフ！point＊

にらの糖質は100g中1.3g。ゴーヤやズッキーニとほぼ同じ。疲労回復に効果的で、油と一緒に調理するのが◎。

ウルトラ糖質オフ！

糖質 1.2g ／ たんぱく質 3.6g ／ エネルギー 51kcal ／ 8分

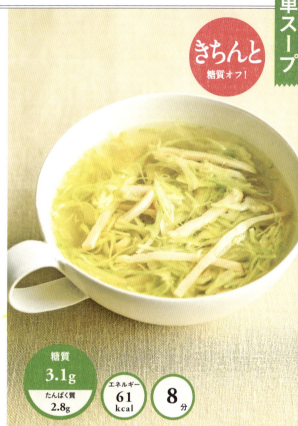
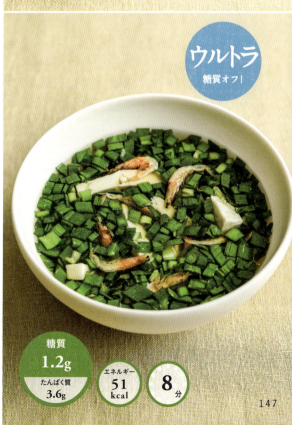

COLUMN

糖質オフダイエット Q&A
▶▶▶ 体調・症状別編 ◀◀◀

Q 主食をやめてから便秘気味です。サプリなどで食物繊維をとっても大丈夫ですか?

A 糖質制限食で便通がよくなる人、変わらない人、便秘になる人がいます。便秘の場合は、野菜や海藻やきのこでしっかり食物繊維の摂取しましょう。また、脂ののった肉や魚を食べて動物性脂肪やEPA、DHAの摂取も◎。ココナッツオイルやオリーブオイルも積極的に。サプリで食物繊維の摂取もOKです。

Q 2週間続けてみましたが、なかなかやせません。原因は何が考えられますか?

A 砂糖入りのドレッシングをつい使ってしまう「うっかり糖質摂取タイプ」、1日に2000kcalしか消費しないのに、糖質制限食だからといって3000kcal分摂取している「大食漢タイプ」、普通の摂取カロリーではカロリー過多となりやせられない「基礎代謝が低いタイプ」が考えられます。

Q 糖質をとらないと、脳が働かないと聞きましたが、本当でしょうか?

A 糖質制限食を実践すると、肝臓でアミノ酸や乳酸などからブドウ糖をつくる働きが活性化します。そのため血糖値は常に正常範囲を保つことになるので、低血糖にはなりません。また脳はブドウ糖とともに肝臓で脂肪酸を分解してつくるケトン体を、エネルギー源として利用しているので、充分活動できます。

Q 糖質オフダイエット中、生理前後で気をつけたほうがいいことはありますか?

A 生理前はむくみやすくなります。糖質制限食実践中は比較的むくみにくいですが、やはり生理前は少し意識して塩分を控えましょう。なぜなら排卵後に分泌される黄体ホルモンに、水分を保つ作用があるからです。ちなみに糖質制限をきっちり実践することで、生理前の心理的不安定が多少なくなると思います。

Q 糖質オフダイエットと一緒にすると効果的な運動はありますか?

A 有酸素運動は、筋肉が血糖を取り込みやすくなり、運動をしない人に比べてインスリンの分泌も少量で済むので、体重減少には有効です。筋トレは、筋肉が増えれば、血糖を取り込む装置が増えるので好ましいです。女性は1日に7000歩を歩き、そのうち15分間は速歩にすることで、健康度が高まります。

Q 風邪をひいたり、体調が悪いときでも糖質オフを続けても大丈夫ですか?

A 風邪をひいたり、体調が悪いときに、きっちり糖質制限食をすれば、自然治癒力が高まるのでとてもよいです。食べるなら、低糖質で消化のよい豆腐がおすすめです。冷や奴もいいですが、風邪をひいて寒気があるときは、湯豆腐を。茶碗蒸し、卵スープ、野菜スープ、すまし汁、みそ汁などもいいでしょう。

{ Part 5 }

お酒もガマンしない！
糖質オフの
おつまみレシピ

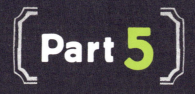超ラク

糖質オフダイエットは、蒸留酒であれば、お酒を飲めるのがうれしいところ。低糖質の生ハム、サーモン、缶詰、野菜などを使って、簡単なおつまみを作りましょう。おつまみに合うお酒も紹介しているので、一緒に合わせて食べると、おいしさも倍増しますよ。

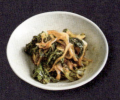
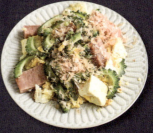

ラクうま糖質オフ！のおつまみ①

総糖質 **11.8g**
総たんぱく質 **20.8g**
総エネルギー **623** kcal

ポッサムメインの
焼酎に合うおつまみ献立

ポッサムやナムルなどは、焼酎のお湯割りによく合います。
ピリ辛こんにゃくやピクルスとも好相性。肉だけでなく、野菜、海藻、
こんにゃくなどの食物繊維も補給しましょう。

焼酎お湯割りrecipe

お湯をグラスに注ぎ、焼酎を適量注ぐ。梅干しを加えてつぶしながらいただいても。

[糖質 0g　たんぱく質 0g　131kcal]

大豆もやしと
わかめのナムル→P93

糖質ゼロの大豆もやしとわかめを使ったナムルは最強の糖質オフおつまみです。

[糖質 1.0g　たんぱく質 2.6g　44kcal]

ポッサム→P115

塩豚をゆでるだけでできるポッサムは、野菜とキムチをたっぷり添えるだけで美味。

[糖質 7.4g　たんぱく質 13.0g　350kcal]

ピリ辛こんにゃく→P127

電子レンジで水きりから味つけまでできるから、油は一切なしでおいしい。

[糖質 1.6g　たんぱく質 1.1g　26kcal]

うずらの卵の
ピクルス→P103

粒マスタードの酸味がやさしいピクルス。うずらの卵ときゅうりの歯応えが◎。

[糖質 1.8g　たんぱく質 4.1g　72kcal]

-MEMO-
焼酎お湯割りによく合う組み合わせ

焼酎のお湯割りは、糖質はほぼゼロ。芳醇な香りの焼酎は、和食全般に合いますが、韓国料理のような辛味の強い濃いめの味つけとの相性も抜群。味つけ濃いめの野菜料理にもよく合います。

総糖質 **8.2g**
総たんぱく質 **48.9g**
総エネルギー **645 kcal**

ラクうま糖質オフ！の**おつまみ**

ラクうま糖質オフ！のおつまみ②

えびのから揚げメインの糖質ゼロの発泡酒に合うおつまみ献立

大きめのえびにおから粉の衣をまぶして揚げるから揚げは低糖質！
さば缶のエスニックサラダに糖質ゼロ麺を和えれば、ボリューム満点なうえ、低糖質だから安心です。

糖質ゼロの発泡酒

ビールは高糖質だから避けたいアルコール。糖質ゼロの発泡酒なら安心して飲めます。

[糖質 0g たんぱく質 0g 84kcal]

さば缶のエスニックサラダ→P160
糖質ゼロ麺で和え麺風recipe

糖質ゼロ麺は水けをしっかりきり、さば缶のエスニックサラダとナンプラー小さじ1を混ぜ合わせ、エスニックの和え麺風に。

[糖質 4.5g たんぱく質 26.2g 284kcal]

まいたけとエリンギの
ピクルス→P103

きのこの食物繊維が気軽にとれるピクルスは、多めに作りおきしておくと便利。

[糖質 1.9g たんぱく質 1.9g 63kcal]

えびのから揚げ→P77

中華スープの素をえびにもみ込み、下味をつけることが極うまから揚げのポイント。

[糖質 1.8g たんぱく質 20.8g 214kcal]

-MEMO-
糖質ゼロの発泡酒によく合う組み合わせ

糖質ゼロの発泡酒はビール風味を味わえるアルコール。どんな料理にも合いますが、揚げ物やエスニック料理との相性も抜群です。ただし、糖質ゼロだからと飲みすぎないように気をつけて。

151

ラクうま糖質オフ！のおつまみ③

総糖質 **9.7g**
総たんぱく質 **44.2g**
総エネルギー **842 kcal**

ステーキメインの ハイボールに合うおつまみ献立

糖質オフダイエットは、高カロリーのステーキやチーズも糖質が低いから食べてOK！低糖質の野菜も一緒に添えましょう。ハイボールのほか、赤ワインにも合う献立です。

糖質ゼロのハイボール
ハイボールは、蒸留酒のウイスキーを炭酸水で割ったものだから低糖質！
［糖質 0g　たんぱく質 0g　71kcal］

青菜のくたくた煮→P169
トマト水煮缶とシナモン風味の低糖質おつまみはハイボールにぴったり
［糖質 5.0g　たんぱく質 2.5g　115kcal］

アボカドペッパーレモンステーキ→P60
サーロインステーキもしっかり食べられる！アボカドでさらにボリュームアップ。
［糖質 3.7g　たんぱく質 29.9g　506kcal］

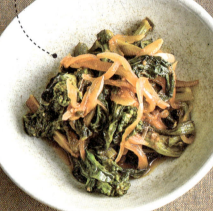

チーズせんべい&焼きチーズ→P165
チーズをフライパンで焼くことで、ひと味違うオツな低糖質おつまみに
［糖質 1.0g　たんぱく質 11.8g　150kcal］

-MEMO-
糖質ゼロのハイボールによく合う組み合わせ
さっぱりとした味わいのハイボールには、肉やソーセージなどの肉汁あふれるおつまみがよく合います。また、スパイスやハーブの効いたおつまみやチーズのおつまみにも好相性です。

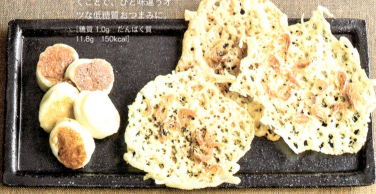

ラクうま糖質オフ！のおつまみ ④

総糖質 **12.1g**
総たんぱく質 26.1g
総エネルギー **570kcal**

サーモンのミキュイメインの
モヒートに合うおつまみ献立

カクテルのなかでも、おすすめなのがモヒート。ラムにミントとライムを入れて炭酸水で割ります。糖質オフダイエット中は砂糖は抜きましょう。洋風のおつまみがよく合います。

サーモンのミキュイ→P158
サーモンの刺身用のさくの表面にさっと火を通して半生に仕上げた極上おつまみ。
[糖質 4.0g　たんぱく質 17.4g　283kcal]

オクラとしめじのサブジ→P171
クミンパウダーとカレー粉を加えたサブジは低糖質＆脂肪燃焼効果で安心！
[糖質 4.5g　たんぱく質 2.1g　73kcal]

モヒートrecipe
ラム酒をベースに、ミントとライム、炭酸水を加えて。砂糖抜きで作るのがコツ。
[糖質 0.5g　たんぱく質 0g　85kcal]

マッシュルームのミルクチーズ煮→P91
旨味の濃いマッシュルームを牛乳とチーズで煮るだけ。モヒートによく合います。
[糖質 3.1g　たんぱく質 6.6g　129kcal]

-MEMO-
糖質ゼロのハイボールによく合う組み合わせ
ラム酒ベースのモヒートは、スパイシーなおつまみ、粒マスタードの酸味のあるおつまみやクリーミーな味にもぴったり。甘味の足りない人は液体ラカントをプラスしてもいいでしょう。

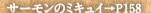
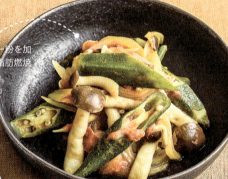
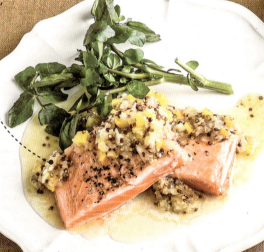
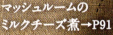
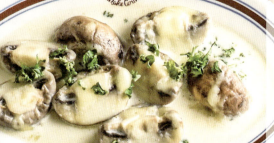

ラクうま糖質オフ！のおつまみ

お酒を飲みながらダイエット♪

糖質オフの**アルコール**と**おつまみ**におすすめの食材

ダイエット中にもかかわらずお酒が飲めるのが、糖質オフの大きな魅力。といっても、
制限なしに飲んでよいわけではありません。アルコールの注意ポイントを知りましょう。

1 アルコールは エンプティーカロリー

普通のダイエットでは、アルコールは NG なことが多いようです。お酒が好きな人にとってはつらいもので、ストレスがたまってしまうことも。ただ、お酒は本来、カロリーの高い飲料ですが、飲むとすぐにエネルギーとして消費されるので、脂肪として蓄積されることはありません（エンプティーカロリー）。また、アルコールそのものが血糖値を上げることはないので、アルコール自体では太りません。これが、糖質オフでお酒を飲んでも OK な理由です。

2 飲むなら醸造酒ではなく、蒸留酒がおすすめ

アルコール OK とはいえ、種類は選ぶ必要があります。糖質を含むお酒も多く、これらを飲むと、やっぱり血糖値を上げてしまうからです。糖質が多いのは、ビール、日本酒などの醸造酒。また、フルーツやジュースを使ったチューハイ、カクテル類ももちろん糖質が多いので NG です。糖質オフで OK なアルコールは、ウイスキー、ブランデー、焼酎、ジンなどの蒸留酒。割り物は炭酸水やお茶、レモン・ライム果汁といった、糖質の低いものを選んで。

3 ワインを飲むなら 辛口タイプを選んで

醸造酒のなかで唯一おすすめといえるのが赤ワイン。醸造酒としては糖質が少なく、豊富なポリフェノールには血糖値を上げにくくする働きがあるからです。ただし、赤ワインにもぶどうの種類によっては糖質の高いものがあります。飲んで甘さを感じるような甘口のワインは、やはり糖質も高め。できるだけ辛口を選びましょう。辛口なら白でも OK です。アイスワインや貴腐ワインは、甘口なので NG です。

4 手軽に食べられる 低糖質食材で 簡単おつまみを!

アルコールには食欲をアップさせる働きもあるため食べすぎてしまい、これが太る原因になってしまいます。おつまみは低糖質なものをチョイスすれば安心。肉や魚、大豆製品などのたんぱく質、野菜などから選びましょう。居酒屋では定番のから揚げ、フライ、コロッケなどは、小麦粉やパン粉が衣に使われているので注意を。またシメにおにぎり、お茶漬け、ラーメンなどを食べるのはもちろん NG です。

OK!! アルコール

糖質が低いアルコールの糖質量を以下にまとめました。ビールなどの醸造酒でも、最近では糖質をオフしたものも市販されるようになっています。

＊糖質、たんぱく質量は、カッコ内の分量あたりの数値です。

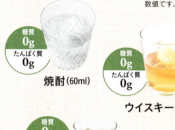

- 焼酎(60ml) 糖質 0g／たんぱく質 0g
- ウイスキー(60ml) 糖質 0g／たんぱく質 0g
- ブランデー(60ml) 糖質 0g／たんぱく質 0g

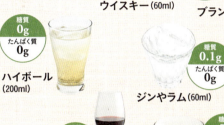

- ハイボール(200ml) 糖質 0g／たんぱく質 0g
- ジンやラム(60ml) 糖質 0g／たんぱく質 0.1g

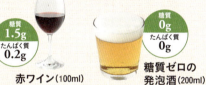

- 赤ワイン(100ml) 糖質 1.5g／たんぱく質 0.2g
- 糖質ゼロの発泡酒(200ml) 糖質 0g／たんぱく質 0g

NG!! アルコール

以下は、糖質が高めのアルコール。甘い味のするお酒はもちろん、ビールや日本酒など、穀物を醸造してつくったお酒も糖質を多めに含んでいます。

＊糖質、たんぱく質量は、カッコ内の分量あたりの数値です。

  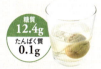

- ビール(200ml) 糖質 6.2g／たんぱく質 0.7g
- 日本酒(180ml) 糖質 8.1g／たんぱく質 0.7g
- 梅酒(60ml) 糖質 12.4g／たんぱく質 0.1g

  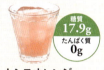

- 甘口白ワイン(100ml) 糖質 2.0g／たんぱく質 0.1g
- 紹興酒(150ml) 糖質 7.7g／たんぱく質 2.6g
- カシスオレンジ(350ml) 糖質 17.9g／たんぱく質 0g

- グレープフルーツサワー(350ml) 糖質 16.1g／たんぱく質 0g
- カルピスサワー(350ml) 糖質 13.0g／たんぱく質 0.8g

低糖質のおすすめ食材

アルコールを体内で処理するのに、ビタミンやミネラル、たんぱく質が消費されます。おつまみには低糖質、かつ栄養価の高いものを選びましょう。

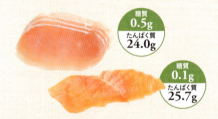

生ハム＆スモークサーモン
- 生ハム：糖質 0.5g／たんぱく質 24.0g
- スモークサーモン：糖質 0.1g／たんぱく質 25.7g

たんぱく質が豊富で低糖質。疲労回復に働くビタミンB1など、さまざまなビタミンをとることができます。

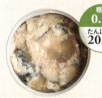

魚缶(さば缶) 糖質 0.2g／たんぱく質 20.9g

栄養バランスのよい優秀おつまみ。味つきのものには糖質が含まれているので、水煮や油漬けを選びましょう。

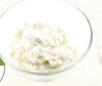

カッテージチーズ＆カマンベールチーズ
- カッテージチーズ：糖質 1.9g／たんぱく質 13.3g
- カマンベールチーズ：糖質 0.9g／たんぱく質 19.1g

糖質が低く、高たんぱく。チーズに含まれる脂質には、胃壁をガードする働きも。

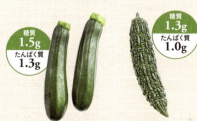 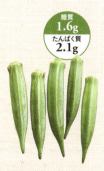

ズッキーニ＆ゴーヤ＆オクラ
- ズッキーニ：糖質 1.5g／たんぱく質 1.3g
- ゴーヤ：糖質 1.3g／たんぱく質 1.0g
- オクラ：糖質 1.6g／たんぱく質 2.1g

お酒を飲むとビタミンが失われがち。野菜のおつまみも多めにセレクトしましょう。

> **-MEMO-**
> **アルコールは飲みすぎはNG！ほどほどが一番**
>
> 「糖質オフだから大丈夫」と、お酒をガブ飲みするのは考えもの。飲みすぎると、食欲が増えておつまみを食べすぎ、せっかくの糖質オフダイエットが台無しに。また、肝臓の負担が重くなり、体に無理がでてきます。

＊糖質、たんぱく質量は100gあたりの数値です。

生ハム&サーモンのおつまみ

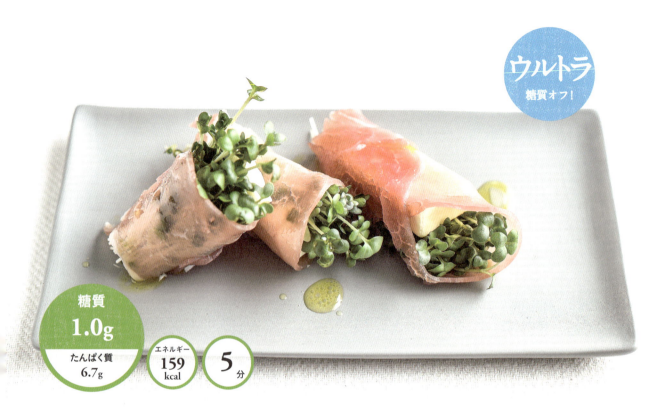

ウルトラ糖質オフ！

糖質 1.0g
たんぱく質 6.7g
エネルギー 159 kcal
5分

クリームチーズとスプラウトの生ハム巻き

生ハムはほぼ糖質ゼロ！ スプラウトとチーズを巻いて

材料（2人分）
クリームチーズ…3個（54g）
生ハム…6枚
ブロッコリースプラウト
　…1パック
A【オリーブオイル・レモン汁各小さじ1】

作り方
1 クリームチーズは半分に切る。スプラウトは根を切り落とす。
2 生ハムの上にクリームチーズとスプラウトを6等分にしてのせ、巻く。
3 器に盛り、混ぜ合わせたAをかける。

＊糖質オフ！ point ＊

生ハムで巻くとおいしい具材を覚えておくとアレンジも可能！

低糖質な食材に生ハムを巻いて、おいしいおつまみが作れます。チーズやスプラウトのほかに、スティックきゅうりやセロリ、アボカド、豆腐を巻いても。

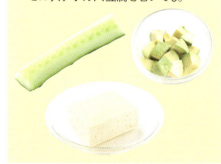

生ハムとスモークサーモンはどちらも糖質はほぼゼロで常備したい食材。
火を通す必要がないので、そのまま刻んで、巻いて、和えるだけで一品完成！

生ハム&サーモンのおつまみ

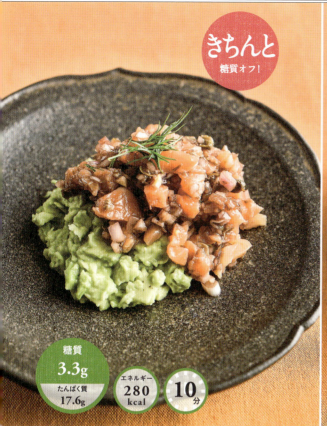

きちんと糖質オフ！

糖質 3.3g
たんぱく質 17.6g
エネルギー 280kcal
10分

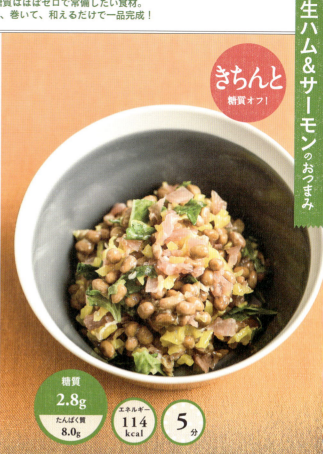

きちんと糖質オフ！

糖質 2.8g
たんぱく質 8.0g
エネルギー 114kcal
5分

スモークサーモンとアボカドのタルタル

低糖質サーモンをヘルシーなアボカドディップで

材料（2人分）
- スモークサーモン…120g
- アボカド…1個
- 紫玉ねぎ…⅙個
- ケッパー…大さじ1
- 塩…小さじ¼
- こしょう…少々
- A【おろしにんにく小さじ½、バルサミコ酢小さじ1、オリーブオイル小さじ2】
- ディル…適宜

作り方
1. サーモンは粗く刻み、玉ねぎとケッパーはみじん切りにする。
2. ボウルにAを入れて混ぜ、1を加えて混ぜ合わせる。
3. アボカドは種と皮を取り除いてフォークなどで粗くつぶし、塩、こしょうを加えて混ぜる。
4. 器に3を平らに盛り、2を重ねるようにのせ、好みでディルをのせる。

生ハムとたくあん、納豆の塩にんにく和え

食べ応え&栄養満点！ 具だくさんスタミナ納豆

材料（2人分）
- 納豆…1パック（50g）
- 生ハム（切り落とし）…30g
- たくあん…20g
- 青じそ…4枚
- A【ごま油小さじ1、おろしにんにく小さじ½、塩小さじ¼】

作り方
1. 生ハムとたくあんは5mm角程度に切り、青じそは小さめにちぎる。
2. ボウルにA、納豆を入れて混ぜ合わせ、1を加えてさらにさっくりと混ぜる。

＊調理point＊
生ハムは細かく刻んでしまうので、切り落としでOKです。ほかの材料も細かく刻んで和えるだけの簡単一品です。

生ハム&サーモンのおつまみ

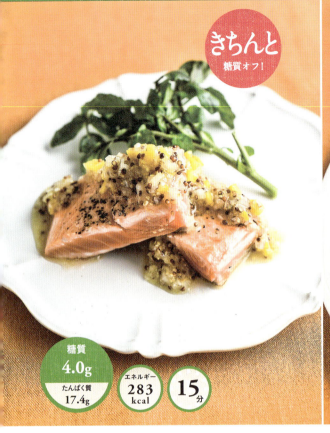

きちんと 糖質オフ!

糖質 **4.0g**
たんぱく質 17.4g
エネルギー 283 kcal
15分

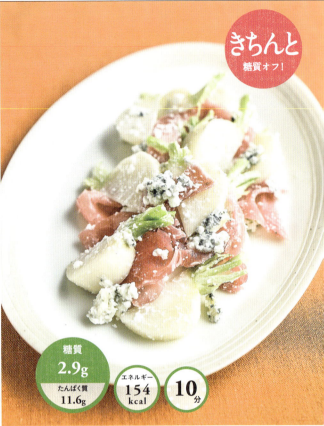

きちんと 糖質オフ!

糖質 **2.9g**
たんぱく質 11.6g
エネルギー 154 kcal
10分

サーモンのミキュイ
アンチエイジング食材のサーモンを半生調理で

材料（2人分）
- サーモン（生食用）…160g
- 塩・こしょう…各少々
- オリーブオイル…小さじ1
- クレソン…適宜

＜サルサソース＞
- 玉ねぎ…1/6個
- 黄パプリカ…1/3個
- レモン汁・粒マスタード…各大さじ1
- ラカントS（顆粒）…小さじ1
- 塩…小さじ1/3
- オリーブオイル…小さじ2

作り方
1. ＜サルサソース＞を作る。玉ねぎとパプリカをみじん切りにし、残りの材料と混ぜる。
2. サーモンは2〜4等分に切り、塩、こしょうをふる。フライパンにオリーブオイルを強火で熱し、サーモンを両面の色が変わる程度にさっと焼く。
3. 器に2を盛り、1をかけ、好みでクレソンを添える。

生ハムとかぶの ブルーチーズサラダ
あっさりとしたかぶに大人味のソースがよく合う

材料（2人分）
- 生ハム…6〜8枚
- かぶ…2個
- 塩…小さじ1
- ブルーチーズ…40g
- カッテージチーズ…40g
- レモン汁…小さじ1/2

作り方
1. かぶは茎を少し残して切り落とし、くし形切りにして耐熱ボウルに入れ、塩をふって軽くもみ、ラップをふんわりとかけて電子レンジで1分30秒加熱し、水けをしっかりときる。
2. ボウルに細かくちぎったブルーチーズとカッテージチーズを入れて混ぜ、1と生ハム、レモン汁を加えて混ぜ合わせる。

＊糖質オフ！ point ＊

低糖質のチーズを2種類使用。クセの強いブルーチーズにあっさりしたカッテージチーズを混ぜて食べやすく。

刺身用のサーモンはそのままでも、さっと焼いてもOK。
生ハムやスモークサーモンはそのままチーズなどと和えるだけで一品できます。

生ハム&サーモンのおつまみ

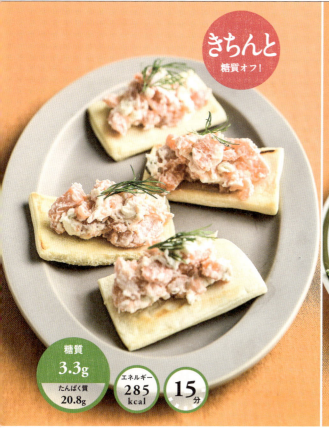

きちんと 糖質オフ！

糖質 3.3g
たんぱく質 20.8g
エネルギー 285kcal
15分

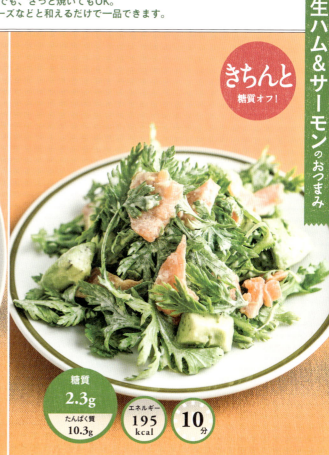

きちんと 糖質オフ！

糖質 2.3g
たんぱく質 10.3g
エネルギー 195kcal
10分

高野豆腐のブルスケッタ・クリームチーズわさびサーモン

まるでバゲット？ 焼いた高野豆腐がおいしい

材料（2人分）
高野豆腐…2個
スモークサーモン…80g
クリームチーズ…大さじ3
わさび漬け…20g
オリーブオイル…大さじ1
ディル…適宜

作り方
1 高野豆腐はぬるま湯に浸けて戻し、水けを絞って厚みを半分に切る。フライパンにオリーブオイルを弱めの中火で熱し、高野豆腐をじっくりとこんがり焼き色がつくまで焼く。
2 ボウルに室温に戻したクリームチーズを入れて混ぜ、ペースト状にしたら、わさび漬けを加えて混ぜる。細切りにしたスモークサーモンを加え、混ぜ合わせる。
3 1の高野豆腐を半分に切って2をのせ、好みでディルをのせる。

アボカドとサーモン、春菊のわさびマヨ和え

濃厚なアボカドと生の春菊の組み合わせが絶妙

材料（2人分）
アボカド…½個
スモークサーモン…60g
春菊…3～4株
A【マヨネーズ大さじ1・½、牛乳大さじ1、レモン汁・しょうゆ各小さじ1、練りわさび小さじ½～1】

作り方
1 アボカドは種と皮を取り除いて1.5cm角に切る。スモークサーモンはアボカドよりやや小さめに切る。
2 春菊は葉を摘み取り、大きければ長さを半分に切る。軸の部分はさっとゆでて粗く刻む。
3 ボウルにAを入れて混ぜ、1と春菊の茎を加えて混ぜ合わせ、全体になじんだら春菊の葉を加えて大きく混ぜる。

缶詰のおつまみ

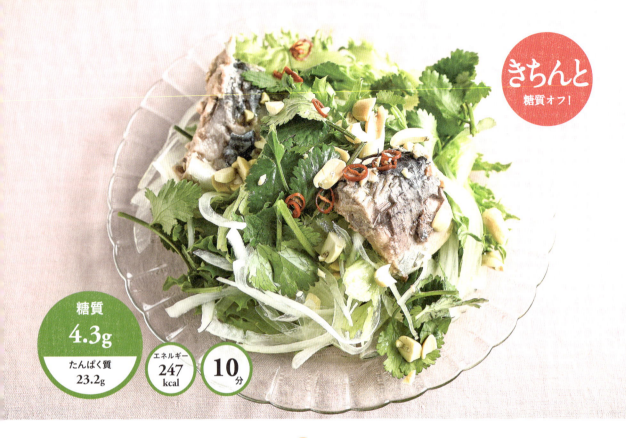

きちんと糖質オフ!

糖質 **4.3g**
たんぱく質 23.2g
エネルギー 247 kcal
10分

さば缶のエスニックサラダ

抗酸化作用のあるさばをピリ辛のおかずサラダに

材料（2人分）
さば水煮缶…1缶（190g）
玉ねぎ（できれば新玉ねぎ）…1/3個
グリーンリーフ…4枚
パクチー…1束
A【赤唐辛子（輪切り）ひとつまみ、ナンプラー・レモン汁各小さじ2、ラカントS（顆粒）小さじ1】
ピーナッツ…15g

作り方
1. 玉ねぎは薄切りにして水にさらし、水けをしっかりときる。
2. グリーンリーフは一口大にちぎる。パクチーは葉を摘み取り、茎の部分はみじん切りにする。
3. ボウルにAとさばの缶汁、パクチーの茎を入れてよく混ぜ、玉ねぎを加えてなじんだら、グリーンリーフとパクチーの葉を加えてさっくりと混ぜる。器に盛り、粗くほぐしたさばをのせ、刻んだピーナッツを散らす。

糖質オフ! point

魚缶をストックしておけばラクラク糖質オフ!

さばやツナの水煮、オイルサーディンなどの魚缶は、低糖質なうえ、すぐに食べられて本当に手軽。DHA&EPAなどの体にいい脂の摂取にも◎。

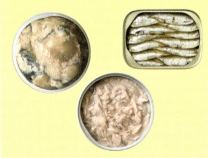

ツナやさば缶、コンビーフなどの缶詰は低糖質。すぐに食べられるから、おつまみに最適！ 味つけ缶は糖質が多いので、水煮缶を選ぶのがコツ。

缶詰のおつまみ

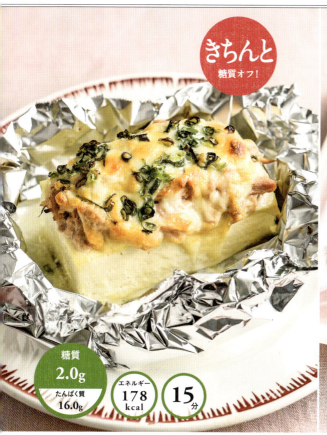

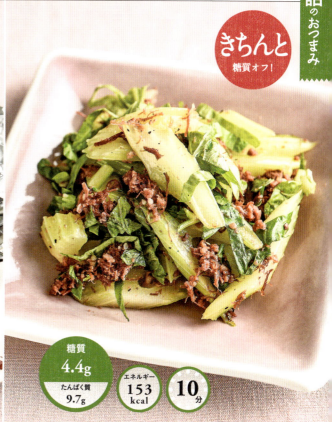

豆腐とツナのチーズ焼き
たんぱく質豊富なピザ風料理

糖質 2.0g / たんぱく質 16.0g / エネルギー 178kcal / 15分

材料（2人分）
- 木綿豆腐…小1丁（200g）
- ツナ水煮缶…小1缶（70g）
- 万能ねぎ（小口切り）…2本分
- マヨネーズ…小さじ2
- しょうゆ…小さじ1
- ピザ用チーズ…30g

作り方
1. 豆腐はペーパータオルを二重にして包み、耐熱皿にのせて電子レンジで3分加熱し、水けをしっかりときる。
2. ツナの缶汁を軽くきり、マヨネーズとしょうゆ、万能ねぎを加えて混ぜる。
3. 豆腐をアルミホイル（またはグラタン皿）にのせ、2、チーズの順にのせ、オーブントースターで10分ほど焼く。

＊調理point＊
小口切りにした万能ねぎは、散らしてから焼くと黒焦げになるので、ツナ缶とマヨネーズと混ぜてから焼きます。

コンビーフとセロリのガーリックソテー
低糖質コンビーフとセロリの相性は抜群

糖質 4.4g / たんぱく質 9.7g / エネルギー 153kcal / 10分

材料（2人分）
- コンビーフ…小1缶（90g）
- セロリ…2本
- にんにく（みじん切り）…1かけ分
- A【白ワイン（辛口）大さじ1、塩小さじ1/3、しょうゆ小さじ1】
- オリーブオイル…大さじ1/2
- 粗びき黒こしょう…適宜

作り方
1. セロリは筋を取り、茎は斜め薄切りにし、葉は粗く刻む。
2. フライパンにオリーブオイルとにんにくを入れて弱めの中火にかけ、コンビーフをほぐしながら炒める。
3. コンビーフがほぐれたらセロリの茎を加えて中火で炒め、Aを加えてセロリの茎がしんなりするまで炒める。最後にセロリの葉を加えて手早く炒め合わせ、火を止める。好みで粗びき黒こしょうをふる。

缶詰のおつまみ

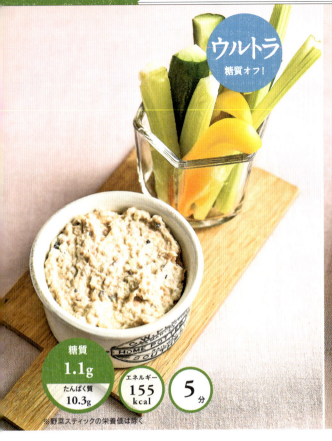

ウルトラ糖質オフ！

糖質 1.1g
たんぱく質 10.3g
エネルギー 155 kcal
5分

※野菜スティックの栄養価は除く

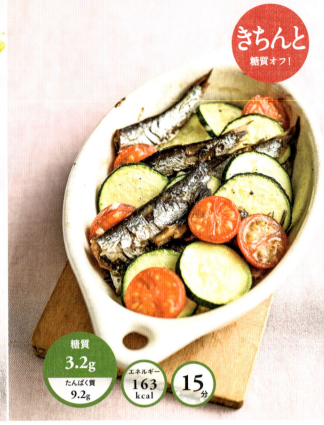

きちんと糖質オフ！

糖質 3.2g
たんぱく質 9.2g
エネルギー 163 kcal
15分

鮭缶リエットの野菜スティック添え
混ぜるだけの簡単ディップ

材料（2人分）
鮭水煮缶…½缶（90g）
クリームチーズ…大さじ1
A【マヨネーズ大さじ1、塩小さじ⅓、こしょう少々、玉ねぎ（みじん切り）⅛個分】

＜野菜スティック＞
セロリ・きゅうり・パプリカ…各適量

作り方
1 鮭は缶汁を軽くきってボウルに入れ、フォークで細かくほぐし、室温に戻したクリームチーズとAを加えてなめらかになるまで混ぜ合わせ、器に盛る。
2 野菜スティックの材料を食べやすい棒状に切り分けて添え、1につけていただく。

オイルサーディンのグリル
食べ応えある夏野菜をイタリアン風に

材料（2人分）
オイルサーディン…1缶（75g）
ズッキーニ…½本
ミニトマト…5個
A【にんにく（みじん切り）½かけ分、塩小さじ⅓、こしょう少々】

作り方
1 ズッキーニは7～8mm幅の輪切り、ミニトマトは半分に切る。
2 ボウルにAとオイルサーディンのオイル大さじ1を入れて混ぜ、ズッキーニを加えてからめる。
3 耐熱容器に2とミニトマト、オイルサーディンを彩りよく並べ、オーブントースターでこんがりと焼き色がつくまで10分ほど焼く。

さば水煮缶やオイルサーディン、かに水煮缶、スパムなど、缶詰には低糖質なものが多く、ストックしておくと重宝するのでおすすめです。

缶詰のおつまみ

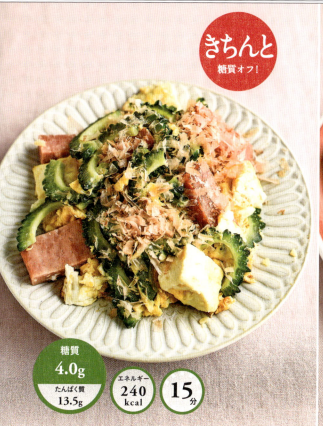

きちんと糖質オフ！

糖質 4.0g
たんぱく質 13.5g
エネルギー 240kcal
15分

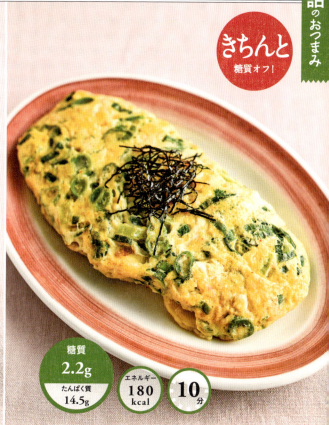

きちんと糖質オフ！

糖質 2.2g
たんぱく質 14.5g
エネルギー 180kcal
10分

ゴーヤチャンプルー
ランチョンミートも低糖質！　極旨沖縄料理

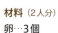

材料（2人分）
- ゴーヤ…小1本
- 木綿豆腐…¼丁（75g）
- ポークランチョンミート…100g
- 卵…1個
- にんにく（みじん切り）…½かけ分
- A【しょうゆ小さじ1、塩・こしょう各少々】
- ごま油…大さじ½
- かつお節…½袋（1.5g）

作り方
1. 豆腐はペーパータオルを二重にして包み、耐熱皿にのせて電子レンジで2分加熱し、水けをきる。ゴーヤは縦半分に切って種とワタを取り、5〜7mm幅の薄切りにする。ランチョンミートは拍子木切りにする。卵は溶きほぐす。
2. フライパンにごま油とにんにくを入れて中火にかけ、香りが出たら豆腐を手で大きめに崩して入れ、表面に焼き色をつけながら焼き、ランチョンミートを加えて焼き目をつける。
3. ゴーヤを加えてさらに炒め、Aで調味する。溶き卵を回し入れ、半熟状になったら器に盛り、かつお節をのせる。

かに缶ねぎ玉
低糖質で安心のかに入りで旨味たっぷり！

材料（2人分）
- 卵…3個
- かに缶…1缶（55g）
- 青ねぎ（できれば九条ねぎ）…60g
- A【酒小さじ2、塩小さじ¼、こしょう少々、おろししょうが½かけ分、鶏がらスープの素小さじ½】
- ごま油…大さじ½
- 刻みのり…適量

作り方
1. ボウルに卵を溶きほぐし、A、かに缶を汁ごと加えて混ぜ合わせる。
2. 青ねぎは小口切りにする。
3. フライパンにごま油と青ねぎを入れて中火で炒め、香りが出たら1を加えて半熟状に焼く。器に盛り、のりをのせる。

チーズのおつまみ

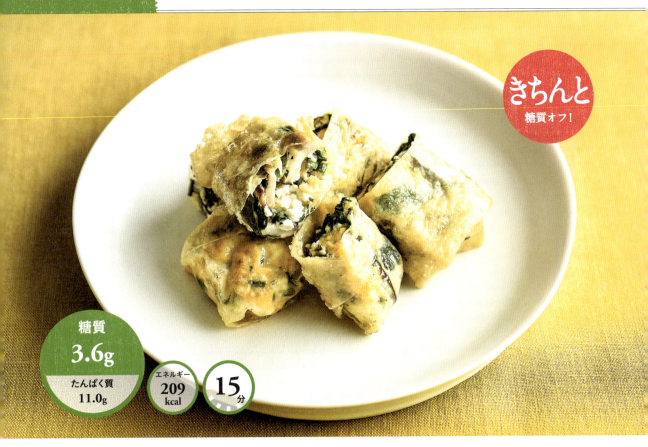

きちんと
糖質オフ！

糖質 **3.6g**
たんぱく質 11.0g
エネルギー 209 kcal
15分

湯葉巻き揚げ
大豆イソフラボン豊富な湯葉をエスニック風に

材料（2人分）
- 湯葉（乾燥）…4枚
- 卵…1個
- しいたけ…1枚
- カッテージチーズ…50g
- パクチー…1枝
- コンソメスープの素…小さじ½
- 塩…小さじ1
- A【小麦粉・水各小さじ2】
- サラダ油…小さじ1
- 揚げ油…適量

作り方
1. 卵は割りほぐし、薄切りにしたしいたけとコンソメスープの素を加えて混ぜる。フライパンにサラダ油を中火で熱し、大きく混ぜて炒り卵を作る。
2. ボウルにカッテージチーズと刻んだパクチー、粗熱を取った1、塩を入れて混ぜ合わせる。
3. ぬるま湯で戻した湯葉の水けを取り、2を4等分にしてのせて包む。巻き終わりに混ぜ合わせたAをつけて止める。
4. フライパンに揚げ油を2cm深さに入れて180℃に熱し、3をカリッとするまで揚げる。

＊糖質オフ！point＊

春巻きの皮は糖質が高め。皮を湯葉にかえて糖質オフ！

高糖質の春巻きの皮の代わりに、湯葉を使えば大幅糖質オフ！　低糖質のチーズとしいたけなど旨味の濃い具材を使って満足度を高めて。鶏ささみや白身魚など火の通りやすい食材も◎。

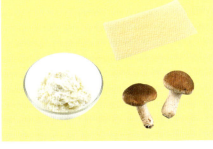

低糖質＆カルシウム豊富なチーズは、おつまみにぴったり！
湯葉で巻いて揚げる、焼く、焼きのりで巻くなどしながら味の変化を楽しんで。

チーズのおつまみ

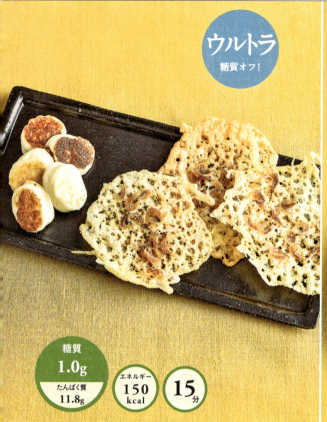

ウルトラ 糖質オフ！

糖質 1.0g
たんぱく質 11.8g
エネルギー 150kcal
15分

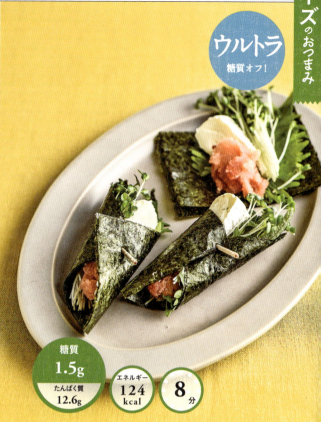

ウルトラ 糖質オフ！

糖質 1.5g
たんぱく質 12.6g
エネルギー 124kcal
8分

チーズせんべい＆焼きチーズ

低糖質のお手軽スナック。食感も楽しんで

材料（2人分）
＜チーズせんべい＞
ピザ用チーズ…50g
桜えび（小）…大さじ1
粗びき黒こしょう…少々

＜焼きチーズ＞
さけるタイプのチーズ
　…2本

作り方
1 ＜チーズせんべい＞を作る。フッ素樹脂加工のフライパンにピザ用チーズを3〜4か所に丸く広げるようにのせ、弱めの中火にかける。溶けてきたら、桜えびをのせ、粗びき黒こしょうをふり、こんがりと色づくまで焼く。
2 ＜焼きチーズ＞を作る。さけるタイプのチーズは1本を5〜6等分の輪切りにし、フッ素樹脂加工のフライパンに入れ、両面に焼き色がつくまで弱めの中火で焼く。

※フッ素樹脂加工のフライパンがない場合は、オーブン用シートを敷いて作ってください。

明太子のカマンベールチーズのり巻き

濃厚で低糖質。焼きのりで巻いて食べやすく

材料（2人分）
辛子明太子…大½腹
カマンベールチーズ
　…½個（50g）
ブロッコリースプラウト
　…1パック
青じそ…6枚
焼きのり（おにぎり用）
　…6枚

作り方
1 明太子は薄皮を取る。カマンベールチーズは6等分に切る。スプラウトは根を切り落とす。
2 焼きのりを半分に折り、青じそをのせ、1を6等分にしてのせて巻き、楊枝で止める。

＊糖質オフ！ point ＊
カマンベールはチーズの中でも糖質が低く、100g中0.9g。市販されている円形のものがだいたい100gです。

チーズのおつまみ

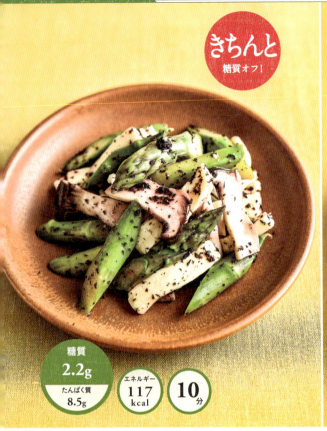

きちんと糖質オフ！

糖質 2.2g
たんぱく質 8.5g
エネルギー 117kcal
10分

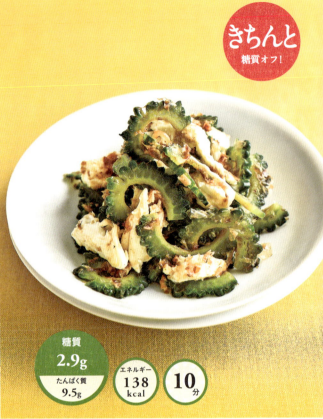

きちんと糖質オフ！

糖質 2.9g
たんぱく質 9.5g
エネルギー 138kcal
10分

アスパラときのこのゆかりチーズ和え

噛み応えのある食材をゆかりで香りよく

材料（2人分）
グリーンアスパラガス…4〜5本
エリンギ…小1本
プロセスチーズ…60g
A【ゆかり・しょうゆ・酢 各小さじ1】

作り方
1 アスパラは下半分をピーラーでむき、3cm長さの斜めに切る。エリンギはアスパラの長さに合わせて細切りにする。
2 小鍋に湯を沸かし、1を一緒にゆで、水けをしっかりときる。
3 ボウルにAを入れてよく混ぜ、2と5mm厚さの短冊切りにしたチーズを加えて混ぜ合わせる。

ゴーヤのおかかチーズ

チーズがゴーヤの苦味をやわらげる！

材料（2人分）
ゴーヤ…½本
モッツァレラチーズ…80g
A【かつお節1パック（3g）、しょうゆ小さじ2、ごま油小さじ½、塩少々】

作り方
1 ゴーヤは縦半分に切って種とワタを取り、薄切りにしてさっとゆでて水けをしっかりときる。
2 モッツァレラチーズは粗くちぎる。
3 ボウルにAの材料を入れて混ぜ、1と2を加えて混ぜ合わせる。

＊糖質オフ！ point ＊
ゴーヤは低糖質なうえ、苦味に疲労回復や夏バテを防ぐ効果があるので、ダイエットでバテ気味の方に◎。

あっさりとした味わいの野菜にチーズを組み合わせることで、
ボリューム感と味にコクがアップ！ チーズはダイエット時にうれしい食材です。

チーズのおつまみ

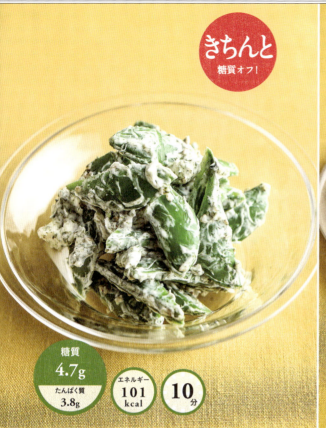

糖質 4.7g / たんぱく質 3.8g / エネルギー 101kcal / 10分

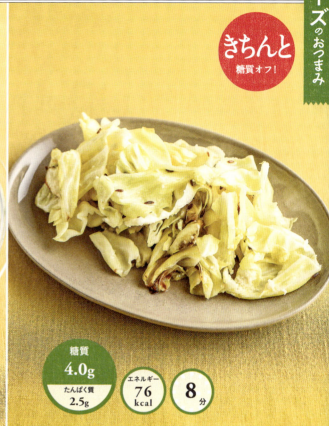

糖質 4.0g / たんぱく質 2.5g / エネルギー 76kcal / 8分

スナップえんどうの クリームチーズ和え
ごまと青のりが入った風味豊かな和え衣

材料（2人分）
スナップえんどう…100g
クリームチーズ…40g
A【しょうゆ大さじ½、白いりごま小さじ1、青のり小さじ½】

作り方
1 スナップえんどうは筋を取ってさっとゆで、斜め半分に切る。
2 ボウルに室温に戻したクリームチーズを入れ、フォークでなめらかになるように混ぜる。Aを加えて混ぜ、1を加えて全体にからむように混ぜる。

＊調理point＊
クリームチーズは、冷蔵庫から出してすぐだとかたいので、室温に戻してから使いましょう。ごまや青のりとの相性も◎。

パルミジャーノクミンキャベツ
チーズで濃厚に仕上げて食べ応え抜群

材料（2人分）
キャベツ…180g
パルメザンチーズ…大さじ1
クミンシード…小さじ1
塩…小さじ¼
レモン汁…小さじ1
オリーブオイル…小さじ2

作り方
1 キャベツは一口大よりやや小さめのざく切りにする。
2 フライパンにオリーブオイルとクミンシードを入れて弱火にかける。クミンがパチパチと音を出して泡立ってきたら、塩を入れ、キャベツを加えてつやが出るまで炒める。
3 最後にパルメザンチーズとレモン汁を加え、ひと混ぜして火を止める。

野菜のおつまみ

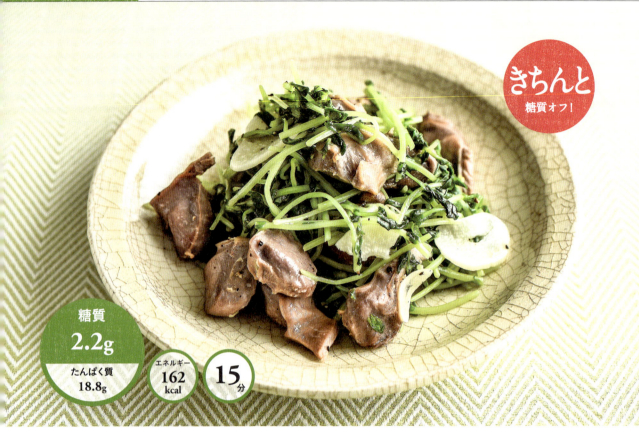

きちんと糖質オフ！

糖質 2.2g
たんぱく質 18.8g
エネルギー 162kcal
15分

砂肝と豆苗のこしょう炒め
低糖質・鉄分豊富で歯応えある砂肝をシンプルに

材料（2人分）
- 砂肝…180g
- 塩…小さじ½
- 豆苗…1袋
- にんにく（薄切り）…1かけ分
- 粗びき黒こしょう…小さじ½
- ごま油…大さじ1

作り方
1. 砂肝は白い部分の筋をそぎ取り、一口大のそぎ切りにして塩をもみ込む。豆苗は根を切り落として半分の長さに切る。
2. フライパンにごま油とにんにくを入れて弱火にかけ、香りが出たら砂肝を加えて中火で炒める。
3. 砂肝に火が通ってきたら、豆苗と粗びき黒こしょうを加え、強火にして手早く炒め合わせる。

＊糖質オフ！point＊

豆苗のほかに水菜や小松菜、大豆もやしなどでもOK

豆苗は安くて栄養価の高い食材ですが、代わりに低糖質の水菜、小松菜などの青菜でもOK。大豆もやしも砂肝に合うのでおすすめです。

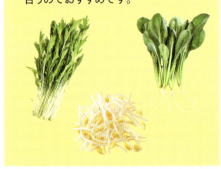

れんこん、ごぼう、いも、かぼちゃなどの根菜は控え、それ以外の低糖質な野菜を選びましょう。青菜やズッキーニはおつまみにも使いやすい食材です。

野菜のおつまみ

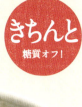

きちんと糖質オフ！

きちんと糖質オフ！

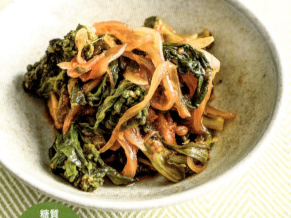

糖質 5.0g / たんぱく質 2.5g / エネルギー 115kcal / 15分

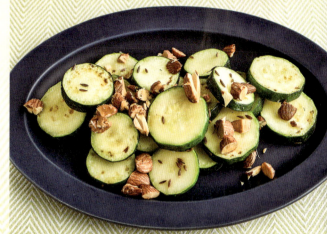

糖質 3.6g / たんぱく質 4.2g / エネルギー 141kcal / 10分

青菜のくたくた煮
シナモンとカレー粉の香りが◎。お酒にぴったり

材料（2人分）
- 青菜（菜の花、ほうれん草など）…½束
- 玉ねぎ…¼個
- トマト水煮缶…80g
- にんにく（みじん切り）…½かけ分
- おろししょうが…大さじ1
- A【シナモン・カレー粉各小さじ½】
- B【しょうゆ小さじ1、塩小さじ¼、ラカントS（顆粒）小さじ½】
- バター…20g

作り方
1. 玉ねぎは薄切り、青菜は4〜5cm長さに切る。
2. フライパンにバターとにんにく、しょうが、玉ねぎを入れて弱めの中火で炒め、玉ねぎが透き通ってきたら、青菜を加えて炒め合わせる。
3. トマトとAを加えてかき混ぜながら煮て、Bで味をととのえ、汁けがなくなるまで煮る。

焼きズッキーニのスパイスナッツ
香ばしいアーモンドとクミンの香りがアクセント

材料（2人分）
- ズッキーニ…1本
- オリーブオイル…小さじ2
- 塩…小さじ⅓
- アーモンド（無塩・ロースト）…30g
- クミンシード…小さじ½

作り方
1. ズッキーニは7〜8mm厚さの輪切りにし、オリーブオイルと塩を混ぜておく。
2. アーモンドは粗く刻み、クミンシードを混ぜておく。
3. フライパンに1をできるだけ重ならないように入れ、両面に焼き色がつく程度に中火で焼き、2を加えて炒め合わせる。

＊糖質オフ！ point ＊
アーモンドは10gで糖質約1g。食べすぎなければ大丈夫です。スパイスとの相性もよく、食感のアクセントに◎。

169

野菜のおつまみ

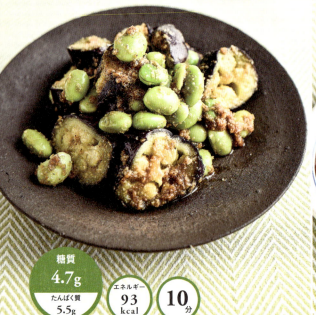

糖質 4.7g
たんぱく質 5.5g
エネルギー 93kcal
10分

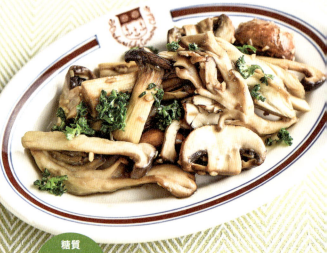

糖質 2.9g
たんぱく質 5.7g
エネルギー 104kcal
10分

なすと枝豆のごま和え
すりごまとラカントで大満足のコクと香り

材料（2人分）
なす…2本
枝豆（ゆでてさやから出したもの）…50g
A【白すりごま大さじ2、しょうゆ大さじ1、ラカントS（顆粒）小さじ2、練りわさび小さじ½】

作り方
1 なすはヘタを取って1本ずつラップで包み、電子レンジで4〜5分加熱する。そのまま粗熱を取り、ラップを外して1cm厚さの輪切りにする。
2 ボウルにAを入れて混ぜ、1と枝豆を加えて混ぜ合わせる。

調理point
枝豆は、わざわざゆでなくても、冷凍のものでOK。最近ではコンビニでも手に入るので、手軽に作れます。

アンチョビきのこソテー
食物繊維豊富なヘルシーソテー。アンチョビが◎

材料（2人分）
まいたけ…1パック
エリンギ…大1本
マッシュルーム…4個
アンチョビフィレ…20g
にんにく（みじん切り）…1かけ分
しょうが（みじん切り）…½かけ分
パセリ（粗みじん切り）…1枝分
白ワイン（辛口）…大さじ1
塩・こしょう…各少々
オリーブオイル…大さじ1

作り方
1 まいたけは小房にほぐす。エリンギは長さを半分に切り、食べやすい大きさに縦にさく。マッシュルームは半分に切る。
2 フライパンにオリーブオイルとアンチョビを入れてつぶしながら弱めの中火で炒め、なじんだらにんにくとしょうがを加えて炒める。香りが出たら強火にし、1を加えてつやが出るまで炒める。
3 白ワインをふり入れ、アルコールを飛ばしてパセリを加え、塩、こしょうで味をととのえる。

なすやいんげん、オクラなども低糖質で使いやすい野菜。
にんじんは少量ならOK。きのこも低糖質＆食物繊維がとれるのでおすすめです。

野菜のおつまみ

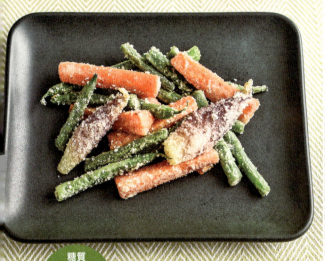
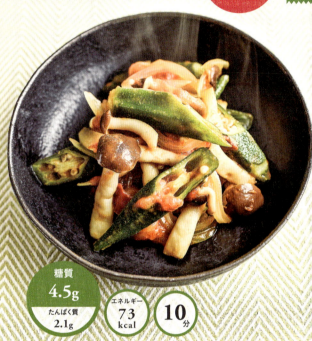

糖質 3.4g / たんぱく質 3.5g / エネルギー 101kcal / 10分

糖質 4.5g / たんぱく質 2.1g / エネルギー 73kcal / 10分

揚げ野菜のチーズまぶし
素揚げ野菜でビタミン類の吸収率アップ！

材料（2人分）
- さやいんげん…6本
- にんじん…½本
- みょうが…2個
- パルメザンチーズ…大さじ2〜3
- 揚げ油…適量

作り方
1. いんげんは半分の長さに切り、にんじんはいんげんに合わせて細めの棒状に切り、みょうがは縦半分に切る。
2. 揚げ油を170℃に熱し、1を素揚げする。油をしっかりときり、パルメザンチーズをまぶす。

＊糖質オフ！point＊
にんじんの糖質量は100g中6.5g。ほかの根菜に比べれば高い数値ではありませんが、食べる量は気をつけて。

オクラとしめじのサブジ
クミンを使った野菜のインド風料理

材料（2人分）
- オクラ…6本
- しめじ…½パック
- 玉ねぎ…⅙個
- トマト…大½個
- A【にんにく（みじん切り）½かけ分、クミンパウダー小さじ1、カレー粉小さじ½】
- 塩…小さじ⅓
- オリーブオイル…小さじ2

作り方
1. オクラはガクをくるりとむき、斜め半分に切る。玉ねぎは薄切り、しめじは小房に分け、トマトはざく切りにする。
2. フライパンにオリーブオイルとA、玉ねぎを入れて中火にかけ、香りが出たらトマトを加えて煮崩れるまで炒める。
3. オクラとしめじを加えて塩をふり、汁けがなくなるまで炒め煮にする。

Index
さくいん

＊肉類＊

◆牛肉
アボカドペッパーレモンステーキ …………………60、152
和風ゆずこしょうステーキ ………………………………61
牛切り落とし肉のカレークリーム煮 …………62、131
牛しゃぶのエスニックサラダ ……………………………62
牛肉とたっぷりピーマンのごましょうゆ炒め …………63
牛肉としらたきのトマトうま煮 …………………………63
クレソンとモッツァレラのおかずサラダ ………………90
フライパンローストビーフ ……………………………118
ローストビーフのベビーリーフサラダ ………………119
ローストビーフのおろし和え …………………………119

◆豚肉
豚肉の梅なす巻き焼き ……………………………………56
豚肉のしそチーズ巻き焼き ………………………………57
豚肉と小松菜の塩昆布炒め ………………………………58
豚肉のしょうが焼き ………………………………………58
豚しゃぶねぎ塩ダレ ………………………………59、130
豚マヨキムチ炒め …………………………………………59
塩豚 ………………………………………………………114
ポッサム ……………………………………………115、150
塩豚ポトフ ………………………………………………115
豚ともやしのプルコギ風 ………………………………123
おろしレモン鍋 …………………………………133、136
豚しゃぶと豆腐の卵とじ煮 ……………………………143

◆鶏肉
チキンソテーのマスタードクリーム ……………………50
ビネガーチキンソテー ……………………………………51
タンドリーチキン …………………………………………52
タンドリーチキン炒め ……………………………………53
鶏もも肉とオクラのクミン炒め …………………54、107
鶏むね肉ときのこのクリームチーズ煮 …………………54
鶏もも肉のから揚げ、きゅうりおろしダレ ……………55
鶏手羽元とスナップえんどうの
　白ワインオリーブ煮 …………………………………55
鶏手羽中と大豆の煮物 ……………………………………85
鶏ささみと大根の梅しそマリネ ………………………101
サラダチキン ……………………………………………112
エスニックバンバンジー ………………………………113
トマトクリームシチュー ………………………………113
きのこと鶏肉の水炊き …………………………………139
鶏手羽元とカリフラワーのしょうがスープ …………144

◆砂肝
砂肝と豆苗のこしょう炒め ……………………………168

◆ひき肉
きのこチーズハンバーグ …………………………64、109
刻みもやしの照り焼きハンバーグ ………………………65
豚ひき肉とオクラのキーマカレー風 ……………44、66
アスパラシシカバブー ……………………………66、106
ピーマンの肉詰め焼き ……………………………………67
なすのせシューマイ ………………………………………67
ミートオムレツ ……………………………………………78
お豆腐から揚げ ……………………………………85、132
塩そぼろ …………………………………………………120
青菜とえのきの塩そぼろ煮 ……………………………121
塩そぼろと刻みねぎの卵焼き …………………………121
ミートボールのトマトクリーム煮 ……………………140

和風ロールキャベツ ……………………………………142
大豆ともやしの坦々スープ ……………………108、145

◆コンビーフ
コンビーフとセロリのガーリックソテー ……………161

◆ソーセージ
ソーセージのザワークラウト ……………………………68
たけのことソーセージのペペロンチーノ ………………69
カレー風味のトルティージャ ……………………………80
まるごとトマト鍋 ………………………………………137

◆ハム・生ハム
かぶとハムのカルパッチョ ………………………………68
焼き野菜とハムのハーブ炒め ……………………………69
ハムとオクラのコンソメゼリーサラダ …………44、97
ブロッコリーとエリンギのシーザードレサラダ 97、109
もやしときゅうりの中華風サラダ ………………………99
せん切りキャベツとハムのカレースープ ………43、147
クリームチーズとスプラウトの生ハム巻き …………156
生ハムとたくあん、納豆の塩にんにく和え …………157
生ハムとかぶのブルーチーズサラダ …………………158

◆ベーコン
ビネガーチキンソテー ……………………………………51
きのこのオムレツ ブルーチーズソース …………………79
長ねぎとベーコンのクリームグラタン …………………91
きのことベーコンの炒めサラダ …………………………99
かじきまぐろのベーコン巻き ……………………42、123
なすのベーコンレンジ蒸し ……………………………126
豆乳ミルフィーユ鍋 ……………………………………138
焼きかぶとベーコンのしょうクリーム煮 ……………141

◆ポークランチョンミート
ゴーヤチャンプルー ……………………………………163

＊魚介類＊

◆あさり
アンチョビレモンアクアパッツァ ………………………73

◆アンチョビフィレ
鶏手羽元とスナップえんどうの
　白ワインオリーブ煮 …………………………………55
アンチョビレモンアクアパッツァ ………………………73
アンチョビブロッコリーのチーズ炒め …………………88
ニース風サラダ ……………………………………42、96
アンチョビきのこソテー ………………………………170

◆いか・いかの塩辛
いかときくらげ、きゅうりのしょうが炒め ……………76
もやしの塩辛チーズ炒め …………………………………89

◆えび・桜えび
ブロッコリーえびマヨ ……………………………………74
キムチえびマヨサラダ ……………………………………75
えびのから揚げ ……………………………………77、151
エスニック風にら玉 ………………………………………81
桜えびと刻みキャベツの卵焼き …………………………81
パクチー奴 …………………………………………………82
彩り野菜の白和えなます …………………………………92
刻みにらと桜えびの中華スープ …………………132、147
チーズせんべい＆焼きチーズ …………………152、165

◆オイルサーディン
オイルサーディンのグリル ……………………………162

◆かじきまぐろ
かじきまぐろのチーズカレー煮 …………………………72
かじきまぐろのベーコン巻き ……………………42、123

◆かつお節
アボカドとズッキーニの梅おかか和え …………………94
ゴーヤチャンプルー ……………………………………163
ゴーヤのおかかチーズ ……………………………130、166

◆かに缶
かに缶ねぎ玉 ……………………………………………163

◆鮭・鮭缶・サーモン・スモークサーモン
鮭のムニエル タルタルソース ……………………………70
鮭のムニエル レモンバターソース ………………………71
鮭とキャベツのレモンバターしょうゆ ………………122
スモークサーモンとアボカドのタルタル ……………157
サーモンのミキュイ ………………………………153、158
高野豆腐のブルスケッタ・クリームチーズ
　わさびサーモン ………………………………107、159
アボカドとサーモン、春菊のわさびマヨ和え ………159
鮭缶リエットの野菜スティック添え ……………107、162

◆さば缶
さば缶のエスニックサラダ ………………………151、160

◆しらす干し・ちりめんじゃこ
しらすとみぞれの和風温奴 ………………………………82
しらたきとじゃこ、きゅうりの酢の物 …………93、133
海藻とレタスのカリカリじゃこサラダ …………………98
青菜の中華炒め風 …………………………………127、133

◆鯛
アンチョビレモンアクアパッツァ ………………………73

◆たら
たらの青のりチーズピカタ ………………………………73

◆たらこ・明太子
卵の明太子グラタン ………………………………………80
しらたきとにんじんのたらこ炒め和え …………94、130
キャベツの明太マヨ和え ………………………………124
明太子のカマンベールチーズのり巻き ………………165

◆たこ
たことズッキーニのジェノベーゼ炒め …………………76
たことセロリのすだちマリネ …………………………100

◆ツナ缶
もやしとツナのヤムウンセン風 …………………………77
ほうれん草とツナのごま和え ……………………45、95
ニース風サラダ ……………………………………42、96
豆腐とツナのチーズ焼き ………………………………161

◆ぶり
ぶりの照り焼き、ピーマン添え …………………………72

◆まぐろ
手作りツナ ………………………………………………116
ほうれん草とツナのフラン ………………………43、117
セロリとツナのおかず塩きんぴら ……………………117

＊野菜類＊

◆青じそ
豚肉の梅なす巻き焼き ･････････････････････56
豚肉のしそチーズ巻き焼き ･････････････････57
お豆腐から揚げ ･････････････････････85、132
鶏ささみと大根の梅しそマリネ ････････････101
生ハムとたくあん、納豆の塩にんにく和え ･･157
明太子のカマンベールチーズのり巻き ･･････165

◆青ねぎ・万能ねぎ
ごま豆乳温奴 ･･････････････････････････････82
塩そぼろと刻みねぎの卵焼き ･･････････････121
豆腐とツナのチーズ焼き ･･････････････････161
かに缶ねぎ玉 ･････････････････････････････163

◆枝豆
なすと枝豆のごま和え ･･･････････････････170

◆オクラ
鶏もも肉とオクラのクミン炒め ･･･････54、107
豚しゃぶねぎ塩ダレ ･･･････････････････59、130
豚ひき肉とオクラのキーマカレー風 ･･････44、66
ハムとオクラのコンソメゼリーサラダ ･･44、97
たたきオクラののりみそ汁 ････････････130、146
オクラとしめじのサブジ ･･････････････153、171

◆かいわれ菜・スプラウト
和風ゆずこしょうステーキ ･･･････････････61
クリームチーズとスプラウトの生ハム巻き ･･156
明太子のカマンベールチーズのり巻き ･･････165

◆かぶ
かぶとハムのカルパッチョ ･･･････････････68
アンチョビレモンアクアパッツァ ･･･････････73
塩豚ポトフ ･･･････････････････････････････115
焼きかぶとベーコンのしょうがクリーム煮 ･･141
生ハムとかぶのブルーチーズサラダ ･･･････158

◆カリフラワー
焼き野菜とハムのハーブ炒め ･･･････････････69
カリフラワーのカレーピクルス ･･････102、106
鶏手羽元とカリフラワーのしょうがスープ ･･144

◆キャベツ
ソーセージのザワークラウト ･･･････････････68
桜えびと刻みキャベツの卵焼き ･･･････････81
厚揚げとキャベツのごまみそ炒め ･････････84
もやしの塩辛チーズ炒め ･･･････････････････89
ゆずこしょうのコールスロー ･･･････････90、106
塩豚ポトフ ･･･････････････････････････････115
鮭とキャベツのレモンバターしょうゆ ･･････122
キャベツの明太マヨ和え ････････････････124
豆乳ミルフィーユ鍋 ･･････････････････････138
和風ロールキャベツ ･････････････････････142
せん切りキャベツとハムのカレースープ ･･43、147
パルミジャーノクミンキャベツ ･･････････167

◆きゅうり
鶏もも肉のから揚げ、きゅうりおろしダレ ･･55
いかときくらげ、きゅうりのしょうが炒め ･･76
もやしとツナのヤムウンセン風 ････････････77
しらたきとじゃこ、きゅうりの酢の物 ･･93、133
蒸し大豆と野菜のチョップドサラダ ･･98、131
もやしときゅうりの中華風サラダ ･････････99

◆うずらの卵のピクルス
うずらの卵のピクルス ･････････････････103、150
エスニックバンバンジー ･････････････････113
ポッサム ･･････････････････････････････115、150
ローストビーフのおろし和え ･･････････････119

◆グリーンアスパラガス
牛切り落とし肉のカレークリーム煮 ･･62、131
アスパラシシカバブー ･･･････････････66、106
鮭のムニエル レモンバターソース ･･････71
塩豚ポトフ ･･･････････････････････････････115
アスパラときのこのゆかりチーズ和え ･･････166

◆クレソン
タンドリーチキン ･･･････････････････････52
アボカドペッパーレモンステーキ ････60、152
クレソンとモッツァレラのおかずサラダ ･･90
サーモンのミキュイ ･････････････････153、158

◆小松菜
豚肉と小松菜の塩昆布炒め ･･････････････58
彩り野菜の白和えなます ････････････････92
青菜とえのきの塩そぼろ煮 ････････････121

◆ゴーヤ
ゴーヤチャンプルー ･････････････････････163
ゴーヤのおかかチーズ ･････････････130、166

◆さやいんげん
ニース風サラダ ･･･････････････････････42、96
きのこといんげんのしょうが煮 ･････････126
ミートボールのトマトクリーム煮 ･････････140
揚げ野菜のチーズまぶし ･････････････････171

◆しし唐辛子
お豆腐から揚げ ･････････････････････85、132

◆春菊
アボカドとサーモン、春菊のわさびマヨ和え ･･159

◆ズッキーニ
タンドリーチキン炒め ･･･････････････････53
焼き野菜とハムのハーブ炒め ･･･････････････69
たことズッキーニのジェノベーゼ炒め ･･････76
卵の明太子グラタン ･････････････････････80
アボカドとズッキーニの梅おかか和え ･･･････94
ズッキーニとくるみのクリームチーズ和え ･･124
オイルサーディンのグリル ･････････････････162
焼きズッキーニのスパイスナッツ ･･････43、169

◆スナップえんどう
鶏手羽元とスナップえんどうの
　白ワインオリーブ煮 ･･････････････････55
アンチョビレモンアクアパッツァ ･･･････････73
スナップえんどうのクリームチーズ和え ･･････167

◆セロリ
牛しゃぶのエスニックサラダ ･･････････････62
キムチえびマヨサラダ ･･････････････････75
蒸し大豆と野菜のチョップドサラダ ･･98、131
たことセロリのすだちマリネ ･･････････････100
セロリとツナのおかず塩きんぴら ･･････････117
セロリのエスニックマリネ ････････････････125
コンビーフとセロリのガーリックソテー ･･･161

◆大根・切り干し大根
もやしとツナのヤムウンセン風 ････････････77
しらすとみぞれの和風温奴 ･･･････････････82
きのことベーコンの炒めサラダ ･･････････99
鶏ささみと大根の梅しそマリネ ････････････101
ローストビーフのおろし和え ･･････････････119
おろしレモン鍋 ･････････････････････133、136

◆たけのこ
たけのことソーセージのペペロンチーノ ･･････69
鶏手羽中と大豆の煮物 ･･･････････････････85

◆玉ねぎ・紫玉ねぎ
ビネガーチキンソテー ･･･････････････････51
牛切り落とし肉のカレークリーム煮 ･･62、131
牛しゃぶのエスニックサラダ ･･････････････62
きのこチーズハンバーグ ････････････64、109
豚ひき肉とオクラのキーマカレー風 ･･44、66
なすのせシューマイ ･････････････････････67
鮭のムニエル タルタルソース ･･････････････70
かじきまぐろのチーズカレー煮 ･･･････････72
もやしとツナのヤムウンセン風 ････････････77
ミートオムレツ ･･･････････････････････････78
トマトクリームシチュー ････････････････113
ローストビーフのベビーリーフサラダ ･･････119
豚ともやしのプルコギ風 ････････････････123
ミートボールのトマトクリーム煮 ･･･････140
せん切りキャベツとハムのカレースープ ･･43、147
スモークサーモンとアボカドのタルタル ･･157
サーモンのミキュイ ･････････････････153、158
さば缶のエスニックサラダ ･････････151、160
鮭缶リエットの野菜スティック添え ･･107、162
青菜のくたくた煮 ･･･････････････････152、169
オクラとしめじのサブジ ･･････････153、171

◆チンゲン菜
青菜の中華炒め風 ･･･････････････････127、133

◆豆苗
豆乳ミルフィーユ鍋 ･･････････････････････138
砂肝と豆苗のこしょう炒め ････････････････168

◆トマト・ミニトマト・トマト缶
牛肉としらたきのトマトうま煮 ･･････････63
豚ひき肉とオクラのキーマカレー風 ･･44、66
アンチョビレモンアクアパッツァ ･･･････････73
いぶり奴 ･･････････････････････････････････82
豆腐の高菜煮 ･･････････････････････45、84
ニース風サラダ ･･･････････････････････42、96
ハムとオクラのコンソメゼリーサラダ ･･44、97
エスニックバンバンジー ･････････････････113
トマトクリームシチュー ････････････････113
まるごとトマト鍋 ･･･････････････････････137
オイルサーディンのグリル ･････････････････162
青菜のくたくた煮 ･･･････････････････152、169
オクラとしめじのサブジ ･･････････153、171

◆長ねぎ
豚しゃぶねぎ塩ダレ ･･･････････････････59、130
長ねぎとベーコンのクリームグラタン ･･････91
にんじんときくらげの炒めマリネ ･････････101
ポッサム ･･････････････････････････････115、150
きのこと鶏肉の水炊き ･･････････････････139
鶏手羽元とカリフラワーのしょうがスープ ･･144

◆なす
鶏もも肉とオクラのクミン炒め ·················· 54、107
豚肉の梅なす巻き焼き ·································· 56
豚しゃぶねぎ塩ダレ ····························· 59、130
なすのせシューマイ ······································· 67
なすのベーコンレンジ蒸し ···························· 126
まるごとトマト鍋 ··· 137
なすと枝豆のごま和え ·································· 170

◆菜の花
青菜のくたくた煮 ································· 152、169

◆にら
豚マヨキムチ炒め ··· 59
エスニック風にら玉 ······································· 81
豚ともやしのプルコギ風 ······························· 123
大豆もやしの坦々スープ ························· 108、145
刻みにらと桜えびの中華スープ ················ 132、147

◆にんじん
鶏手羽中と大豆の煮物 ···································· 85
彩り野菜の白和えなます ································· 92
しらたきとにんじんのたらこ炒め和え ········· 94、130
蒸し大豆と野菜のチョップドサラダ ··········· 98、131
にんじんときくらげの炒めマリネ ··················· 101
塩豚ポトフ ··· 115
豚ともやしのプルコギ風 ······························· 123
和風ロールキャベツ ····································· 142
揚げ野菜のチーズまぶし ······························· 171

◆白菜
油揚げと白菜の
　　さっと煮ピリ辛マヨ和え ················· 95、132
きのこと鶏肉の水炊き ·································· 139

◆パクチー
牛しゃぶのエスニックサラダ ··························· 62
もやしとツナのヤムウンセン風 ······················· 77
エスニック風にら玉 ······································· 81
パクチー奴 ·· 82
エスニックバンバンジー ································· 113
さば缶のエスニックサラダ ···················· 151、160
湯葉巻き揚げ ··· 164

◆ピーマン・パプリカ
タンドリーチキン炒め ···································· 53
牛肉とたっぷりピーマンのごましょうゆ炒め ········ 63
アスパラシシカバブー ······················· 66、106
ピーマンの肉詰め焼き ···································· 67
ぶりの照り焼き、ピーマン添え ························· 72
ミートオムレツ ··· 78
厚揚げとキャベツのごまみそ炒め ····················· 84
蒸し大豆と野菜のチョップドサラダ ··········· 98、131
ピーマンともやしのザーサイ和え ··················· 125
サーモンのミキュイ ····························· 153、158

◆ブロッコリー
鶏むね肉ときのこのクリームチーズ煮 ················ 54
牛肉としらたきのトマトうま煮 ······················· 63
たらの青のりチーズピカタ ······························ 73
ブロッコリーえびマヨ ···································· 74
カレー風味のトルティージャ ··························· 80
アンチョビブロッコリーのチーズ炒め ················· 88
ブロッコリーとエリンギのシーザードレサラダ 97、109
トマトクリームシチュー ································· 113

まるごとトマト鍋 ··· 137

◆ベビーリーフ
きのこチーズハンバーグ ························· 64、109
鮭のムニエル タルタルソース ························· 70
えびのから揚げ ································· 77、151
ミートオムレツ ··· 78
ローストビーフのベビーリーフサラダ ··············· 119

◆ほうれん草
かじきまぐろのチーズカレー煮 ······················· 72
ほうれん草とツナのごま和え ···················· 45、95
ほうれん草とツナのフラン ····················· 43、117
青菜のくたくた煮 ································· 152、169

◆水菜
豚しゃぶねぎ塩ダレ ····························· 59、130
刻みもやしの照り焼きハンバーグ ····················· 65

◆三つ葉
しらすとみぞれの和風温奴 ······························ 82
豚しゃぶと豆腐の卵とじ煮 ····························· 143
きのこの梅かき玉スープ ························· 45、146

◆みょうが
海藻とレタスのカリカリじゃこサラダ ················ 98
セロリのエスニックマリネ ····························· 125
揚げ野菜のチーズまぶし ······························· 171

◆もやし
豚マヨキムチ炒め ··· 59
刻みもやしの照り焼きハンバーグ ····················· 65
もやしとツナのヤムウンセン風 ······················· 77
もやしの塩辛チーズ炒め ·································· 89
大豆もやしとわかめのナムル ···················· 93、150
もやしときゅうりの中華風サラダ ····················· 99
エスニックバンバンジー ································· 113
豚ともやしのプルコギ風 ······························· 123
ピーマンともやしのザーサイ和え ··················· 125
大豆もやしの坦々スープ ························· 108、145

◆ラディッシュ
ゆずこしょうのコールスロー ·················· 90、106

◆レタス・リーフレタス・グリーンリーフ・
　サンチュ・サラダ菜
豚肉のしょうが焼き ······································· 58
ニース風サラダ ································· 42、96
海藻とレタスのカリカリじゃこサラダ ················ 98
きのことベーコンの炒めサラダ ······················· 99
ポッサム ······································· 115、150
ローストビーフのベビーリーフサラダ ··············· 119
おろしレモン鍋 ································· 133、136
さば缶のエスニックサラダ ···················· 151、160

＊きのこ類＊

◆えのきだけ
鶏むね肉ときのこのクリームチーズ煮 ················ 54
セロリとツナのおかず塩きんぴら ···················· 117
青菜とえのきの塩そぼろ煮 ····························· 121
きのこといんげんのしょうが煮 ······················ 126
きのこと鶏肉の水炊き ·································· 139

◆エリンギ
タンドリーチキン炒め ···································· 53
牛肉とたっぷりピーマンのごましょうゆ炒め ········ 63
ブロッコリーとエリンギのシーザードレサラダ 97、109
まいたけとエリンギのピクルス ················ 103、151
アスパラときのこのゆかりチーズ和え ··············· 166
アンチョビきのこのソテー ····························· 170

◆きくらげ
いかときくらげ、きゅうりのしょうが炒め ············ 76
にんじんときくらげの炒めマリネ ··················· 101

◆しいたけ
鶏むね肉ときのこのクリームチーズ煮 ················ 54
かじきまぐろのチーズカレー煮 ······················· 72
彩り野菜の白和えなます ································· 92
きのこといんげんのしょうが煮 ······················ 126
湯葉巻き揚げ ··· 164

◆しめじ
チキンソテーのマスタードクリーム ··················· 50
たことズッキーニのジェノベーゼ炒め ················ 76
きのことベーコンの炒めサラダ ······················· 99
トマトクリームシチュー ································· 113
ローストビーフのおろし和え ·························· 119
鮭とキャベツのレモンバターしょうゆ ··············· 122
きのこと鶏肉の水炊き ·································· 139
ミートボールのトマトクリーム煮 ··················· 140
オクラとしめじのサブジ ························· 153、171

◆まいたけ
豚肉と小松菜の塩昆布炒め ······························ 58
牛切り落とし肉のカレークリーム煮 ··········· 62、131
きのこチーズハンバーグ ························· 64、109
きのこのオムレツ ブルーチーズソース ··············· 79
きのことベーコンの炒めサラダ ······················· 99
まいたけとエリンギのピクルス ················ 103、151
きのこの梅かき玉スープ ························· 45、146
アンチョビきのこのソテー ····························· 170

◆マッシュルーム
チキンソテーのマスタードクリーム ··················· 50
アボカドペッパーレモンステーキ ·············· 60、152
きのこチーズハンバーグ ························· 64、109
きのこのオムレツ ブルーチーズソース ··············· 79
マッシュルームのミルクチーズ煮 ··········· 91、153
ほうれん草とツナのフラン ····················· 43、117
鶏手羽元とカリフラワーのしょうプスープ ·········· 144
アンチョビきのこのソテー ····························· 170

＊こんにゃく・しらたき＊

牛肉としらたきのトマトうま煮 ······················· 63
しらたきとじゃこ、きゅうりの酢の物 ········· 93、133
しらたきとにんじんのたらこ炒め和え ········· 94、130
ピリ辛こんにゃく ······························· 127、150

＊卵類＊

鮭のムニエル タルタルソース ························· 70
たらの青のりチーズピカタ ····························· 73
ミートオムレツ ··· 78
きのこのオムレツ ブルーチーズソース ··············· 79
カレー風味のトルティージャ ··························· 80
卵の明太子グラタン ······································· 80

エスニック風にら玉 ･･････････････････････81
桜えびと刻みキャベツの卵焼き ･･･････････81
ニース風サラダ ･････････････････････42、96
うずらの卵のピクルス ･････････････103、150
ほうれん草とツナのフラン ･･･････････43、117
塩そぼろと刻みねぎの卵焼き ････････････121
豚しゃぶと豆腐の卵とじ煮 ･･･････････････143
きのこの梅かき玉スープ ･･･････････45、146
ゴーヤチャンプルー ･･･････････････････163
かに缶ねぎ玉 ･･･････････････････････163
湯葉巻き揚げ ･･･････････････････････164

＊大豆・大豆加工品＊

◆厚揚げ
厚揚げとキャベツのごまみそ炒め ･･････････84
豆乳ミルフィーユ鍋 ･･･････････････････138

◆油揚げ
油揚げと白菜の
　　さっと煮ピリ辛マヨ和え ･･･････････95、132

◆おから粉
鶏もも肉のから揚げ、きゅうりおろしダレ ･････55
きのこチーズハンバーグ ･･･････････64、109
刻みもやしの照り焼きハンバーグ ･･･････････65
ブロッコリーえびマヨ ･･･････････････････74
キムチえびマヨサラダ ･･････････････････75
えびのから揚げ ･･･････････････････77、151
お豆腐から揚げ ･･････････････････85、132

◆高野豆腐
高野豆腐のブルスケッタ・クリームチーズ
　　わさびサーモン ･･･････････････107、159

◆大豆
鶏手羽中と大豆の煮物 ･･････････････････85
蒸し大豆と野菜のチョップドサラダ ･･･････98、131

◆豆乳
チキンソテーのマスタードクリーム ･･･････････50
ごま豆乳温奴 ･･･････････････････････82
豆乳ミルフィーユ鍋 ･･･････････････････138

◆豆腐
いぶり奴 ･･････････････････････････82
パクチー奴 ･･･････････････････････････82
ごま豆乳温奴 ･･･････････････････････82
しらすとみぞれの和風温奴 ･･･････････････82
豆腐の高菜煮 ･･･････････････････45、84
お豆腐から揚げ ･･････････････････85、132
彩り野菜の白和えなます ･･･････････････････92
和風ロールキャベツ ･･･････････････････142
豚しゃぶと豆腐の卵とじ煮 ･･･････････････143
刻みにらと桜えびの中華スープ ･･･････132、147
豆腐とツナのチーズ焼き ･･･････････････161
ゴーヤチャンプルー ･･･････････････････163

◆納豆
生ハムとたくあん、納豆の塩にんにく和え ･･････157

◆湯葉
湯葉巻き揚げ ･･･････････････････････164

＊乳製品＊

◆牛乳
きのこのオムレツ ブルーチーズソース ････････79
マッシュルームのミルクチーズ煮 ･･･････91、153
ほうれん草とツナのフラン ･･･････････43、117

◆チーズ
チキンソテーのマスタードクリーム ･･･････････50
鶏むね肉ときのこのクリームチーズ煮 ･･････････54
豚肉のしそチーズ巻き焼き ･･･････････････57
きのこチーズハンバーグ ･･･････････64、109
かじきまぐろのチーズカレー煮 ･･･････････72
たらの青のりチーズピカタ ･･･････････････73
たことズッキーニのジェノベーゼ ･･････････76
ミートオムレツ ･･････････････････････78
きのこのオムレツ ブルーチーズソース ････････79
卵の明太子グラタン ･･････････････････80
アンチョビブロッコリーのチーズ炒め ･････････88
もやしの塩辛チーズ炒め ･･････････････89
クレソンとモッツァレラのおかずサラダ ････････90
マッシュルームのミルクチーズ煮 ･･･････91、153
長ねぎとベーコンのクリームグラタン ････････91
ブロッコリーとエリンギのシーザードレサラダ 97、109
蒸し大豆と野菜のチョップドサラダ ･･･････98、131
ほうれん草とツナのフラン ･･･････････43、117
ズッキーニとくるみのクリームチーズ和え ･････124
なすのベーコンレンジ蒸し ･･･････････････126
まるごとトマト鍋 ･･････････････････137
クリームチーズとスプラウトの生ハム巻き ･････156
生ハムとかぶのブルーチーズサラダ ･･････････158
高野豆腐のブルスケッタ・クリームチーズ
　　わさびサーモン ･･･････････････107、159
豆腐とツナのチーズ焼き ･･･････････････161
鮭缶リエットの野菜スティック添え ･･････107、162
湯葉巻き揚げ ･･･････････････････････164
チーズせんべい＆焼きチーズ ･･･････152、165
明太子のカマンベールチーズのり巻き ････････165
アスパラときのこのゆかりチーズ和え ････････166
ゴーヤのおかかチーズ ･･･････････130、166
スナップえんどうのクリームチーズ和え ･･････167
パルミジャーノクミンキャベツ ･･････････････167
揚げ野菜のチーズまぶし ･･････････････171

◆生クリーム
牛切り落とし肉のカレークリーム煮 ････････62、131
きのこのオムレツ ブルーチーズソース ････････79
長ねぎとベーコンのクリームグラタン ････････91
トマトクリームシチュー ･･･････････････113
ミートボールのトマトクリーム煮 ･･････････140
焼きかぶとベーコンのしょうがクリーム煮 ･････141

◆プレーンヨーグルト
タンドリーチキン ･･････････････････････52
タンドリーチキン炒め ･･････････････････53
ゆずしょうのコールスロー ･･･････････90、106

＊果実類＊

◆アボカド
アボカドペッパーレモンステーキ ･･････60、152
アボカドとズッキーニの梅おかか和え ････････94
スモークサーモンとアボカドのタルタル ･･････157
アボカドとサーモン、春菊のわさびマヨ和え ･･･159

◆オリーブ
鶏手羽元とスナップえんどうの
　　白ワインオリーブ煮 ･･･････････････55
ニース風サラダ ･････････････････42、96

◆レモン
鶏手羽元とスナップえんどうの
　　白ワインオリーブ煮 ･･･････････････55
アスパラシシカバブー ･･･････････66、106
鮭のムニエル レモンバターソース ･･･････････71
アンチョビレモンアクアパッツァ ･･･････････73
たことズッキーニのジェノベーゼ炒め ････････76
えびのから揚げ ･･･････････････････77、151
鮭とキャベツのレモンバターしょうゆ ･･････122
おろしレモン鍋 ･･･････････････････133、136

＊漬け物類＊

◆いぶりがっこ
いぶり奴 ･･････････････････････････82

◆梅干し
豚肉の梅なす巻き焼き ･･････････････････56
アボカドとズッキーニの梅おかか和え ････････94
鶏ささみと大根の梅しそマリネ ･･････････101
きのこの梅かき玉スープ ･･･････････45、146

◆キムチ
豚マヨキムチ炒め ･･････････････････････59
キムチえびマヨサラダ ･･････････････････75
ポッサム ･･･････････････････････115、150

◆きゅうりのピクルス
鮭のムニエル タルタルソース ･･･････････70

◆ザーサイ
ピーマンともやしのザーサイ和え ･･････････125

◆高菜漬け
豆腐の高菜煮 ･･･････････････････45、84

◆たくあん
生ハムとたくあん、納豆の塩にんにく和え ･･････157

◆紅しょうが
お豆腐から揚げ ･･････････････････85、132

◆わさび漬け
高野豆腐のブルスケッタ・クリームチーズ
　　わさびサーモン ･･･････････････107、159

＊種実類＊

◆アーモンド
焼きズッキーニのスパイスナッツ ･･････43、169

◆くるみ
ズッキーニとくるみのクリームチーズ和え ･････124

◆ピーナッツ
牛しゃぶのエスニックサラダ ･･････････････62
さば缶のエスニックサラダ ･･･････････151、160

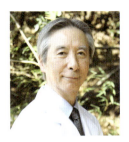

著者
江部康二（えべこうじ）

内科医／漢方医／一般財団法人高雄病院理事長／一般社団法人日本糖質制限医療推進協会理事長。
1950年京都府生まれ。1974年京都大学医学部卒業、京都大学胸部疾患研究所で研修。1978年より高雄病院に医局長として勤務。1999年に高雄病院に糖質制限食を導入し、2000年理事長就任、2001年から糖質制限食に本格的に取り組む。 2002年に自ら糖尿病であると気づいて以来、さらに糖尿病治療の研究に力を注ぎ「糖質制限食」の体系を確立。これにより自身の糖尿病を克服。主な著書・監修書に『糖尿病がどんどんよくなる糖質制限食』『なぜ糖質制限をすると糖尿病がよくなるのか』（ナツメ社）、『江部康二の糖質制限革命』（東洋経済新報社）などがある。

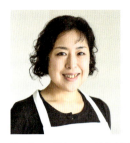

料理（レシピ制作・調理・栄養計算）
金丸絵里加（かなまるえりか）

料理家、管理栄養士、フードコーディネーター。
玉川大学卒業後、女子栄養大学で講師を務める。おいしく食べていたら「ついでに健康になっていた」そんな健康的で手軽に作れる料理を提案している。栄養指導やダイエットアドバイスを得意とし、雑誌やTVなどのメディアをはじめ、レストランや旅館、ホテルなどでのメニュー開発、病状に合わせたレシピ作成なども行っている。著書に『「糖質オフ」パンでおいしく満足！クラウドブレッドレシピ』（河出書房新社）、『ここまでできる！まな板いらずの絶品レシピ』（家の光協会）などがある。

ナツメ社Webサイト
http://www.natsume.co.jp
書籍の最新情報（正誤情報を含む）はナツメ社Webサイトをご覧ください。

Staff

撮影	田中宏幸
スタイリング	河野亜紀
デザイン	矢崎進　大類百世　磯崎優　竹鶴仁恵（yahhos）
イラスト	今井夏子
料理アシスタント	岩井英恵
編集協力／執筆協力	丸山みき（SORA企画）　圓岡志麻
編集アシスタント	大森奈津　志賀靖子／暮林まどか　柿本ちひろ（SORA企画）
編集担当	遠藤やよい（ナツメ出版企画）

決定版！スグやせ！糖質オフのラクうまレシピ150

2018年7月5日　初版発行
2019年9月20日　第7刷発行

著　者	江部康二（えべこうじ）
料　理	金丸絵里加（かなまるえりか）
発行者	田村正隆

©Ebe Koji, 2018
Kanamaru Erika, 2018

発行所　**株式会社ナツメ社**
　　　　東京都千代田区神田神保町1-52　ナツメ社ビル1F（〒101-0051）
　　　　電話 03-3291-1257（代表）　FAX 03-3291-5761
　　　　振替 00130-1-58661

制　作　**ナツメ出版企画株式会社**
　　　　東京都千代田区神田神保町1-52　ナツメ社ビル3F（〒101-0051）
　　　　電話 03-3295-3921（代表）

印刷所　**図書印刷株式会社**

ISBN978-4-8163-6480-8

Printed in Japan

本書に関するお問い合わせは、上記、ナツメ出版企画株式会社までお願いいたします。

〈定価はカバーに表示してあります〉
〈乱丁・落丁本はお取り替えします〉
本書の一部または全部を著作権法で定められている範囲を超え、ナツメ出版企画株式会社に無断で複写、複製、転載、データファイル化することを禁じます。

©ingectar-e